二奶的攻防

妳問我答，戰勝乳癌

鄭翠芬・蘇怡羚・小珊 著

自序　抗癌這條路上有妳、有我，還有她們！

小珊

身為一個病人，除了靠現代醫學科技幫忙，最好的自我治療方式，就是寫下自己的親身經驗，而能幫助其他同病相憐、正在受苦受難的人。

在現階段這種醫病關係氣氛下，病人、醫生、個案管理師三方合作，寫下治療經過和心路歷程，這肯定是個創舉，讓這本書很有參考價值，也是一件很有意義的事。

一本病人、醫生、個管師三方合作的問答體工具書

但事情是怎麼開始的呢？

在某次回診時，跟鄭醫師多閒聊了幾句。我應該心情有點複雜吧，也或許她察覺出我對漫長的治療過程感到無奈和疲乏。她問我：「信不信菩薩？」我秒回：「信，而且很信！」

本以為她要用另外一種方式安慰我，沒想到聊著聊著就聊出一本書來，最後還形成共識：「用問答體來寫，讓它變成工具書，應該可以對乳癌患者有所幫助。」就這樣，在菩薩牽引下，我跟鄭醫師有了要一起寫本書的想法，不為名、不圖利，只想幫助更多徬徨無助、又不知道也不太敢開口問醫生的病人。

醫生在診間「圖解」病情……

漸漸地我發現，這幾年在門診等候看診、來來去去的姊妹們，如果不是忐忑不安地等待檢查結果，就是鬱鬱寡歡承受著治療的煎熬，雖然也有康復者、沒事的定期追蹤者，但多數人進出診間並不是太快樂，我想，除了看看老朋友鄭醫師，很多人可能連問題都不知該從何問起。

我因為多年陪父母看診的經驗，比較不怕醫生，加上好奇心驅使，所以碰到自己的問題、看到各種醫學新知，常會主動提問，也幸虧鄭醫生願意耐心答覆，有時甚至隨手找張紙就畫了起來，以「圖解」的方式幫助我理解問題。事後看來，這些問題不僅是我個人的問題，也是很多姊妹們可能會遇到的問題。正因如此，我們才會起心動念，要共同來寫這本書。

個管師陪我下決定、做選擇

不過，在書寫進度過半之後，我又碰到第三次開刀，加上家裡接連發生很多事，還有武漢肺炎來亂，讓寫書的進度幾乎停滯，拖拖拉拉了大半年，才在咖啡廳裡跟鄭醫師對了對進度，重新啟動，並很有建設性、也很有意義地把「個案管理師」（簡稱「個管師」）蘇怡羚給拉了進來。

我想很多人對「個管師」的角色、功能並不很清楚，她跟醫師、護理師到底有何不同？哈哈！這就讓怡羚自己來細說分明了。我真的很感謝她，她應該是這個醫院裡看過我掉最多眼淚的人，在我身體和心靈最脆弱的時候，她永遠帶著專業與同理心，願意站在我的立場看事情，幫助我下決定、做選擇，陪我一起度過難關。

繼續工作，用平常心維持規律的生活節奏

抗癌這條路很漫長，也絕對不輕鬆，必須有很好的醫療和社會支援。現在有些病友會活力十足，也不吝分享抗癌經驗，提供各種協助，應該會讓很多姊妹們受益匪淺，排解負面情緒。我則因為工作繁忙，無法參與，但也幸得同事體貼協助，以平常心相待，讓我靠著規律的生活節奏維持某種常態，忘了自己是癌症病人，這種常態讓我心安，也讓我覺得自在。

因為曾經深陷病痛和絕望之中，所以很知道那是什麼感覺，也很願意在我能力所及的範圍幫助他人，分享我的心路歷程，讓同受其苦的姊妹們少走一點冤枉路，大家一起跟隨日新月異的醫藥科技向前走，維持身心健康，這樣才有機會打敗癌細胞；若是打它不過，至少也能跟它和平相處、共生共存。

為自己編織生命安全網、打造社會支持系統

其實，抗癌之路最難的就是「平常心」。因為生病治療期程拉得很長，我有嚴重的社交退縮症狀，吃喝玩樂都提不起勁，跟朋友也少聚會了。要不是因為責任感強、必須去上班，我可能就窩在家裡不出門了。因此，只要工作壓力不要太大，應該要保持工作讓生活有重心，再慢慢調整自己的心態和腳步，這樣就比較容易用平常心對待自己，把癌症當作慢性病了。

癌症病人的日常，很需要有情緒的出口，如果不是靠神，就是要靠人。除了宗教信仰，如何把親朋好友編進自己的生命安全網裡，建構一個為自己量身打造的社會支持系統，是既嚴肅又重要的課題。

沒有艱深的醫學理論，只有實用的醫藥資訊

記得我生病後的第一個農曆年前，家家戶戶忙過年，但社區有個鄰居從高樓

「飛」了下來，從左鄰右舍婆媽口中得知，她是一位很年輕的癌症病友，頭髮掉光了，常深夜戴著呢帽在走廊講很久很久很久的電話，也許因為做化療很辛苦，也許因為年關難過，最後她選擇用這種方式結束人生。當時我心情盪到谷底，心想如果有人可以及時拉她一把，或許她的人生就會很不一樣。

乳癌類型很多，治療方式也很複雜，很難一體適用，但有些基本的、共通的保健原則，可以讓有需要的人參考。這是一本工具書，沒有太艱深的醫學理論，只有很實用的醫藥資訊，我只是做了文字整理，希望能幫到「有緣人」。

自序　一本解答乳癌問題的「工具書」

鄭翠芬

有一位習佛很久的病友，曾經在一、兩年前告訴我：「菩薩說妳還需要服務很多人，而且妳將來會出書……。」

前者我同意，出書？我心裡嘀咕著，這不太可能的事！

有一天，本書主角小珊（化名）回診，她因為經歷了太多打擊，感覺仍然很沮喪、沒信心。

她說，「為什麼有那麼多我不了解的問題？雖然我自己也會上網去找資料，但是，心裡還是有好多的『為什麼』。」

「我可以問妳嗎？還是有什麼書可以看？」

我答道：「可以呀，妳把問題整理一下，我逐一回答。」

她突然就說：「我們倆要不要把這些病人覺得很重要，卻又自己不易找到答案的問題『我問妳答』，將它們整理成一本工具書，讓所有遇到各式各樣問題的乳癌姊妹可以從這本書找到答案！」

那一瞬間，我起了雞皮疙瘩，想起先前那位病人所說的關於菩薩的預言……。

於是我答應了小珊的提議。「我們來合出一本『工具書』吧！沒有艱深的硬內容，卻可以直接幫助心中有疑問的病友。」

這，就是這本書的緣起。

自序　「個案管理師」都在做些什麼事？

蘇怡羚

過去的十幾年，我一直都在臨床領域上。回想起畢業後就到外科病房磨練幾年，後來轉換跑道到化療室接觸到更多癌症病人，最後奉獻在個案管理師這個職位，才深深感受到自己可以發光發熱。

個案的領航者

身為個案管理師，我默默在這個工作也耕耘十年了。一開始以為做好衛教、追蹤個案就可以，但看到醫師在為個案解釋病情時，個案聆聽著醫師的解釋點頭如搗蒜，但走出診間後卻告訴我，其實她們當下腦袋一片空白，醫師講什麼都忘記了，因為對於這些治療及藥名，對個案來說形同聽不懂的「火星文」。身為個管師，我的任務就是聽完醫師解釋後「翻譯」給個案聽，讓她們更清楚、了解自己的病情，也讓她們可以為自己的權利發聲。

在每個治療階段中，個案會遇到不同的醫療決策。要在不熟悉的領域做決策，又有高度專業的門檻難跨越，這時，個管師就會適時協助她們，以結構化的步驟引導病人分析治療優缺點，說出重要考量，經過醫病共同討論，降低彼此的認知落差，達成醫療決策共識。

爺爺啟發的生涯之路

我的爺爺蘇銀河，畢業於日本京都帝國大學醫學部，戰後回臺灣，帶著一點史懷哲情懷，到澎湖當離島醫生。小時候，我與爺爺在台南居住一段日子，常常聽著爺爺訴說從醫遇到的奇人異事，而一直想像自己以後也可以在這個領域奉獻。可是我從小並不是一個聰明伶俐的小孩，唯一的獎狀就是「熱心助人獎」，但在爸爸的鼓勵下，我找到自己的志向——護理師。

在轉任個管師後，我發現這工作包山包海，處理事務面向超廣，常需要協助個案、醫師之間的溝通，用心引導家屬、陪病人走完人生最後一段。最重要的是，還要在這家醫院有廣大的人脈資源，才能在一些特殊情況下幫忙個案「喬」事情，例如喬檢查排在同一時間，個案身體不適時緊急喬病床，拜託相關醫療科配合個案優先治療……。個管師若非在這家醫院有一定年資及人脈，很多事情都會碰壁。

團隊合作力量大

大家看我老是走來走去，穿梭在醫院各個角落，有時在門診衛教個案，有時協助帶領個案去放射科排程、做檢查，有時到病理科送基因檢測單。其實，我在陪伴癌症個案的過程中，腦袋都在構思如何讓這個案能最快得到檢查診斷，及妥善安排流程，最好能同一天就做到相關檢查，讓個案有很好的醫療品質，減少醫院和家裡之間的往返，避免內心煎熬。

當然最感謝的還是鄭主任，肯定我在乳癌團隊工作上的努力，甚至在要出這本書時想到我這個夥伴，可以用我小小的力量鼓勵乳癌姊妹們持續抗癌。

這本書是針對乳癌的個案在治療、生活、工作上的小叮嚀，希望這些叮嚀能讓他們在這段抗癌路上更順利完成治療，也讓病人更了解個管師的工作，可藉由個管師釐清及解決問題，而在治療期間能獲得量身訂作的醫療照護。

個管師的角色和多功能

現代社會，因為子女工作忙碌，很多個案是一人來看病，一旦獲悉「乳癌確診」這個壞消息，往往腦筋一片空白，返家後也不知該如何告訴家屬。就是在這種新診斷個案最無助的時候，個案管理師可以陪伴他們，並協助醫師對個案進行衛教，選擇量身訂作的治療計畫，同時也讓家屬多一個聯繫窗口。

每天我從資訊系統中獲知新診斷的病人資訊時，就會查詢新診斷個案的回診時間，希望能在第一時間協助個案及家屬，一起聆聽醫師建議的治療方式，並及時提供相關衛教及服務。以下是我每天都在做的工作，服務層面非常廣泛，角色內容也幾乎十項全能：

一、個案服務

於診斷期主動聯繫個案，掌握個案治療方式以符合治療計畫，並協助個案完成既定療程。往往在接受手術、化療、放療前，對治療帶來的不確定感、疑惑及不安，個管師就被賦予在疾病、治療、營養、復發等相關問題，提供病人及家屬必要的服務，協助個案找尋答案，並衛教個案注意事項，讓他們在治療的路上感到心安。

二、提供諮詢

治療中的個案有很多突發狀況，如手術後引流管不慎掉落，傷口處理問題，或是化療後突發狀況，個案或家屬遇到時會很慌亂，直覺就是打電話給個管師詢問應變處置，而個管師就可以運用自己的經驗，提供病人或家屬正確專業的諮詢，降低個案及家屬心理的焦慮及身體的不適。

扮演醫療團隊和個案之間的溝通橋樑

一、品質監控

利用癌症個案管理系統進行資料統計，分析個案完治率、拒絕率、未治療率，並於相關會議上檢討，讓主治醫師更了解個案動態及改善醫療品質。

二、病人與團隊間之溝通協調

個管師是接受過個案管理訓練的人員，負責與醫師、醫療團隊相關人員，以及病人和家屬協調、溝通，並聯絡多專科團隊成員，協調有關個案病情的討論及開會後決議事項。有時個案及家屬想要問病情，卻不知如何陳述，這時由個管師先溝通，或用最簡單、清楚的方式讓醫師明確了解個案需求，協助醫病關係更和諧，溝通無障礙。

三、監測治療之完整性

個管師必須要熟讀癌症治療指引來保障病人就醫治療權益，為醫療品質建立**指標**及**監測**機制，並針對癌症病人之診療照護品質進行檢討。

四、個案追蹤

癌症病人診斷後未依時程回診，或未做標準治療，或治療中斷，都要一一去了解原因，解決或協調無法配合治療的原因。

五、轉介

癌症個案的狀況很多，雖然個管師都是資深護理人員，可以解決個案80％的問題，但有些情況個管師還是會評估個案整體需求，包含醫療、營養、經濟及身心靈各方面需求，提供個別化的資源連結與轉介，協助癌症家庭解決因癌症所衍生的問題，並評估個案病情需要，轉介相關專責人員，讓不同領域專家給予量身訂作的建議及衛教。

心理師、營養師、社工師、病友團體都是支援部隊

轉介心理師

初診斷個案或家屬在聽到罹癌或復發及病情惡化的那一瞬間，對他們是極大的震撼，在心理和生活上都將帶來改變及挑戰，如果一時無法調適過來，可以讓專業心理師幫助舒緩負面情緒，學習面對疾病，克服恐懼和焦慮，專業心理師可以釐清造成心理困擾的根源，找出因應問題的對策。

轉介營養師

治療中有些個案本身合併有高血壓或糖尿病，甚至是長期洗腎，所以飲食方面備感困擾，這時專業營養師可以藉由個案治療狀態、過去病史，以及進食狀況，給予個人化的營養品補助及飲食建議，教導癌友正確使用營養品。

轉介社工師

協助經濟有困難的個案轉介社工師，針對經濟需求連結資源，讓個案順利做完療程。

轉介病友團體

個案確診癌症時，心情難免都會有起伏波動。少數個案會過度病態化，因為自己需要長期治療，出現自卑、退縮等現象。這時病友團體可以透過情境相同、問題相同的成員交換心得，以「過來人」的經驗，讓彼此獲得支持力量，增進病患的自信心與安全感。

資訊提供

收集國內外文獻，如國衛院、美國國家癌症資訊網（NCCN）的最新資訊，協助團隊醫師及時修訂癌症治療指引，讓癌症個案的治療走在前端。

腫瘤個案管理師是富有挑戰性的工作，當個案願意相信這個團隊，個管師就會盡全力帶領個案一起面對未來的治療，戰勝病魔，用信心迎接每一天。

目次

自序　抗癌這條路上有妳、有我，還有她們！／小珊　3
自序　一本解答乳癌問題的「工具書」／鄭翠芬　9
自序　「個案管理師」都在做些什麼事？／蘇怡羚　11

關於乳癌最需要知道的50個Q&A——鄭翠芬醫師專業解惑　29

家族史、高危群與乳癌的關係

Q：我明明沒有乳癌家族病史，為什麼會得乳癌？　30
Q：家族史中「家族」的定義要追溯到多遠？　31
Q：沒有生育、哺乳、中年後肥胖的婦女屬於高危險乳癌發生族群？平時該如何預防？做些什麼檢查？需要定期掛門診嗎？　32

檢查、切片、診斷三部曲

Q：做乳房超音波、攝影時，在生理期前後會有不一樣的結果？X光片子上面有很多白色點點，該如何確認它們是不是乳癌？在什麼情況下會變成乳癌？　34

Q：為什麼有些人粗針「穿刺」是沒有癌症，醫生卻仍建議做「腫瘤切除」，後來化驗又呈現是癌症？ 35

乳癌的確診與症狀

Q：醫師如何確診乳癌？通常會有哪些症狀？ 37
Q：如何一次看懂乳癌檢體報告的重點？該注意哪些指標和數字？ 38

量身訂作的治療選擇

Q：當面臨乳房要全部切除，還是局部切除時，應該做什麼考慮？ 40
Q：為什麼有人做了乳房切除手術，還需要再做化療、或做放射治療？有些人則不必？ 43

HER2陽性乳癌的治療

Q：什麼是HER2乳癌？ 45
Q：HER2陽性乳癌病友，是否比較容易轉移？ 45
Q：「術前化療」與「術後化療」，這兩種治療方式有什麼不同？ 46
Q：晚期、有轉移的HER2陽性乳癌如何治療？ 47

Q：HER2陽性乳癌的治療藥物都是針劑嗎？是否有口服藥物？ 49

三陰性乳癌的治療

Q：什麼是「三陰性」乳癌？該如何治療？ 50

遺傳性乳癌

Q：什麼是BRCA基因突變？和乳癌有關係嗎？ 51

Q：關於遺傳性乳癌，要怎麼知道自己的乳癌會否遺傳給下一代？ 52

為何需要放射治療

Q：放療的方式也有一次、多次的不同選擇，
怎麼選才是對自己最有利的選擇？ 53

藥物治療須知

Q：為什麼接受手術及結束化療，有些人仍需口服藥物或針劑注射？ 55

Q：注射抗荷爾蒙的針劑（俗稱「停經針」）會有什麼副作用？ 56

Q：停經針要施打多久？會因此衰老嗎？ 57

Q：一般而言，如果需要吃抗荷爾蒙藥，是要吃一輩子嗎？ 58

Q：長期吃荷爾蒙抑制劑，身體會出現什麼變化？這些變化到什麼程度是「不正常」而需要求助醫師協助？ 58
Q：更年期後的乳癌病友，服用芳香環酶抑制劑的抗荷爾蒙藥，常會關節疼痛，怎麼辦？ 60
Q：打針吃藥過程中，如果私密處有較多的黃色、黏稠分泌物是否正常，該立即就醫嗎？ 61

停經前的「荷爾蒙治療」

Q：雌激素與乳癌有何關係？荷爾蒙治療對於乳癌有何重要性？ 62
Q：停經前荷爾蒙受體陽性乳癌如何治療？ 63
Q：停經前婦女若想保有生育功能，有什麼治療選項？ 63
Q：施打停經針或摘除卵巢，有何各自優勢和效果？適用何種患者？ 64
Q：化療後是否需要維持停經狀態？如何達到？ 65
Q：荷爾蒙治療有何注意事項？ 65

怎麼吃最抗癌

Q：乳癌化療期間，有什麼飲食上的禁忌？ 怎麼吃才能有足夠抵抗力抗癌？ 67
Q：治療期間，吃太營養會把癌細胞養大、養壯，不利於抗癌？ 刻意吃素可以弱化癌細胞？ 68
Q：乳癌患者最佳「抗癌食物」和最該閃過的「地雷食物」各有哪些？ 69
Q：坊間傳說乳癌患者不能喝豆漿，也不能吃蜂王乳、鴨肉、紅肉、雞皮……，這些說法到底對不對？ 70
Q：乳癌病人可以吃山藥嗎？ 72
Q：有報導說，喝紅酒有益健康，乳癌病人可以每天喝一點紅酒助眠嗎？ 72
Q：抗癌期間，吃維他命或補充其他保健食品，有什麼要注意的？ 73

記得要定期追蹤檢查

Q：乳癌手術和化放療結束，需要定期做哪些追蹤檢查？ 74

Q：高侵襲性癌症有「移轉」的憂慮，該如何注意哪些器官的不尋常症狀，才知道要趕快就醫？　75
Q：基因檢測在乳癌治療過程中是必要的嗎？　77

其他疑難雜症

Q：常說壓力是致癌的可能因子，也相當程度被醫學證實了，但乳癌患者放棄工作，真的對病情有幫助嗎？　78
Q：美國FDA因對引起罕見淋巴癌BIA-ALCL的疑慮，要求乳房植入物製造廠Allergan將特定幾款絨毛面植入物下架，食藥署也要求臺灣Allergan回收產品，已使用此類植入義乳的病友應如何處置？　79
Q：穿有鋼圈的內衣，會造成乳房乳腺壓迫，比較容易得乳癌？經過各種治療之後，病友該如何選擇內衣最妥適？　80
Q：如果乳癌術後發生水腫狀況，該如何處理？　80
Q：一般而言，化療後多久頭髮才能長回來？　81

Q：如果治療結束後，經過一段時間，頭髮還是很稀疏，該如何搶救？ 82
Q：臺灣的乳癌病人在「健保」跟「勞保」上有什麼基本權益保障？ 82
Q：一旦得過乳癌，治療完後的日子，總是有一種「風吹草動」的不安，擔心身上起了小疹子是不是復發？背痛痛的是不是轉移？該怎麼正確判別或克服這種心情？ 83
Q：乳癌治療後，我其實已經很穩定了，可是卻出現「失眠」這狀況，為什麼？ 85
鄭醫生千叮嚀、萬交代 87

個案的守護者
來自個管師的貼心叮嚀 90

病友心聲
老天爺慈悲，給了我三次「補考」的機會 102

後記　她總能適時扶上一把！／鄭翠芬　119

同場加映——鄭翠芬醫師談乳癌

懷孕也可能罹患乳癌？　124
外科醫師：三十歲開始就要做乳房檢查　127
達文西乳房重建，保存了乳房的原貌　129
姊姊妹妹晚期乳癌復發，該怎麼面對恐懼？　132
乳癌患者保有生育力不是夢！抗荷爾蒙治療後如願得子　136
乳癌腦轉移別放棄　標靶化療二合一提升存活四到五年　139
三十三歲乳癌肝轉移　CDK4/6助腫瘤縮減七成　142
晚期更年期前乳癌治療新契機！CDK4/6口服藥效果佳

關於乳癌最需要知道的50個Q＆A

鄭翠芬醫師專業解惑

｜作者｜

Q：病友——小珊

A：醫師——鄭翠芬

家族史、高危群與乳癌的關係

我明明沒有乳癌家族病史，為什麼會得乳癌？

任何一種癌症的發生、形成都是多重因素（multifactor）而非單一原因造成。乳癌也是一樣，已知的「可能」致癌因素很多，例如人類的免疫系統、環境荷爾蒙、環境毒素、年齡、有否生育、初經是否早於十二歲就開始等等，而「家族史」只是其中之一的因素，所以在了解癌症是「多重因素造成」的，也就可以了解大部分的乳癌病人是沒有家族史的。

家族史的乳癌類型，比較可能發生在「較年輕」的女性，同時是屬於「三陰性」類型的乳癌類型，動情激素陰性、黃體素接受體陰性、HER2陰性，三個陰性簡稱「三陰性乳癌」。

以下是一個真實的三陰性案例。美琴（假名）今年四十一歲，已婚，有二個孩子，都是女兒，她有四位姊妹（二個姊姊，二個妹妹）。今年初，她左乳房的不痛硬塊切片證實是第二期乳癌，她哭哭啼啼回家傷心地想著：大姐在美國幾年前也因為乳癌切除了一側乳房，還接受了化療，當時大姐才三十八歲。後來二姐在臺灣也被發現右側乳房有鈣化現象，經醫師建議作了切片，證實是癌前期，必須密切追蹤。

美琴開始懷疑自己是否生在一個有乳癌家族史的家庭？那她的兩個女兒，以後是否也會得乳癌呢？

根據國內學者研究，在臺灣真正是因為BRCA基因突變，也就是所謂的「基因型遺傳性家族乳癌」的婦女，大約只有百分之五到八的機率（二〇一九年資料）。所以美琴家中姊妹有三人已經有乳癌病史，建議作抽血檢驗是否就是以上所述的BRCA基因突變家族遺傳性乳癌，而國內大部分的乳癌婦女，並非是有家族遺傳。

家族史中「家族」的定義要追溯到多遠？

乳癌家族史指的是有血緣關係的一等親（first-degree relatives），指父、母、兒、女、兄弟姊妹；以及二等親（second-degree relatives），指祖父母、阿姨、姑姑，或同父異母、同母異父的兄弟姊妹。

不過，有幾點需要注意的是，這裡的一等親或二等親罹癌的「年齡」也是個重要參考。很年輕就罹癌、四十歲前罹癌、五十歲前罹癌，和六十、七十歲才罹癌的風險就不一樣。換言之，假如自己的一等親，如姊姊或母親在四十到五十歲就罹患乳癌，自己的風險會比較高；另外，一等親或二等親罹患乳癌、卵巢癌、男性乳癌的「人數」也是關鍵，罹癌的人數愈多，風險也愈高。

沒有生育、哺乳、中年後肥胖的婦女屬於高危險乳癌發生族群？平時該如何預防？做些什麼檢查？需要定期掛門診嗎？

女性朋友每月的月經來臨，這其中牽涉到數種荷爾蒙的起伏波動，而且是週期活動，這些是會造成乳房腺體的增生及改變。

而懷孕，所謂的「懷胎十月」，表示一個婦女若一生中懷孕一次，就少了十個月的月經，懷上二個，就約莫二十個月，以此類推計算。根據研究，女性的乳腺細胞是在成功完成一個足月懷孕及生產之後，才會呈現穩定性。

至於哺乳，對降低乳癌發生率是有幫助的，但是並非所有類型的乳癌（具有荷爾蒙接受體陽性的類型，哺乳才能降低風險）。而且哺乳時間的長短也有關係，根據二〇一八年發表的研究報告指出，連續一年或一年以上的哺乳，才有幫助降低「荷爾蒙陽性乳癌」的風險。

對於這些高危險族群，建議如下：

一、年過三十歲，至少每兩年到醫院由專業的乳房外科醫師進行檢查（可以包括觸診及影像，以超音波為主）。

二、年過四十歲，則應該每年進行一次專業醫師的檢查，一直到年老，因為七、八十歲也會得乳癌。

三、學會在洗澡時觸摸檢查自己的乳房，常常自我檢查，最適當的時間是月經過後的一週內。停經後的女性朋友，則可以自訂月初或月底，自我檢查的頻率最好是每個月或每兩個月。

檢查、切片、診斷三部曲

做乳房超音波、攝影時，在生理期前後會有不一樣的結果？X光片子上面有很多白色點點，該如何確認它們是不是乳癌？在什麼情況下會變成乳癌？

女生的乳房在有生理期的年齡時，會隨著排卵、月經前後的不同荷爾蒙分泌濃度的影響，起了「微小」的變化。這時對乳房超音波檢查沒有太大的影響，偶爾會造成在月經來臨前，稍微看到水泡（囊腫）數量多一些，或纖維瘤大一點而已。

乳房攝影會儘量避免在月經來臨前幾天到一週進行，主要是因為攝影方式會造成生理期中產生腫漲的乳房更加疼痛，因而不能完全施壓，攝影出來的影像有可能不夠準確而影響判讀，同時也是避免增生中的乳腺較不穩定接受了輻射刺激。

為什麼有些人粗針「穿刺」是沒有癌症，醫生卻仍建議做「腫瘤切除」，後來化驗又呈現是癌症？

粗針穿刺通常是在「超音波」指引下，或是X光乳房攝影指引下完成，在有些情況下粗針穿刺會呈現「偽陰性False Negative」：

一、腫瘤太大，而且周圍產生纖維化，粗針在穿刺中因為組織太硬，每一次都只能夾到腫瘤的外層，造成結果出現「陰性」→沒有惡性細胞。在這種情況下，醫師通常會建議用手術的方式再求證一次。而手術切片因為是切除塊狀的腫瘤組織，或是整顆腫瘤切除下來，所以就比較容易偵察到惡性的細胞組織。

二、惡性腫瘤病灶較不集中的情況。有些乳癌是混合型的（零期及非零期），或是相當早期，當粗針穿刺入時，並不一定會「夾」到最具代表的那處。

如果粗針穿刺還是不可避免存在些許誤差，或許有人會問，那為什麼還要用粗針穿刺，全部都用手術切開來取樣不就好了？

手術切開取樣有幾個限制。時效上，因為必須排到手術中進行，有時會排上好幾週；但是粗針穿刺有時候在做完超音波就可以安排，彈性較大。而且手術完全切除，會在乳房上留下刀口（疤），並且有需要癒合的時間，這個刀口在日後需要手術時（若考慮到保留乳房原有外觀），會限制並影響外觀。

以現在的粗針穿刺技術，百分之九十五以上的乳房惡性腫瘤，都可以用粗針正確取到組織，而且做出準確的病理報告。加上粗針穿刺的傷口細小到不超過四公釐，在避免傷口感染、維持乳房外觀上，在在都比手術切開取樣為優。

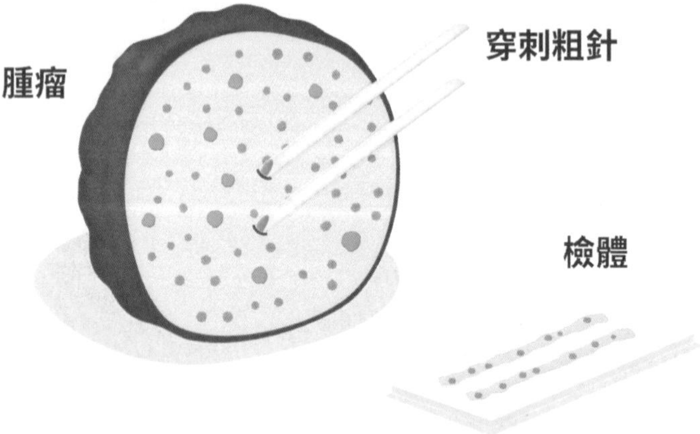

粗針穿刺仍有百分之五的機率不準確，是因為如果異常細胞（●）的比例少，則可能只抽切到正常細胞（●），未抽切到異常細胞，就會得到偽陰性的結果。

乳癌的確診與症狀

醫師如何確診乳癌？通常會有哪些症狀？

大部分姊妹回想自己當時被診斷或發現可能是乳癌的中獎者，或許都會記得「幾乎沒有症狀」、「只摸到一個硬硬的，不會有痛的感覺」，或是「我只不過是去例行檢查，照了超音波或乳房攝影，最後就……」。

是的，乳癌大部分是無症狀的，不會痛的硬塊，或者自己根本沒摸到（比較大的乳房有時一到兩公分時還是摸不出來），觸診、影像、切片是乳癌被診斷出來必須的步驟。

年輕一點的女性，小於四十五歲，大部分的影像是以超音波為主；大於四十五歲，國民健康署提供了每二年一次的免費乳房攝影篩檢，就有相當大的比例是經由乳房攝影檢查出來的。

四十五歲前的婦女不採用乳房攝影作為主要篩檢方式，是因為乳腺組織的密度在這年齡偏向緻密，照出的影像在判讀上會有困難。切片目前大多以「粗針穿刺」方式，前述已有說明。

如何一次看懂乳癌檢體報告的重點？該注意哪些指標和數字？

乳癌的切片或是手術報告，除了證實為癌症（乳管內癌零期），或侵襲性（又稱浸潤性）外，內容也會有腋下淋巴是否轉移、轉移的顆數（有些零期的乳癌不需要取腋下淋巴則無此項目），其中內容關係到乳癌亞型及治療方向的有以下幾個項目：

ER（Estrogen Receptor）：動情激素接受體，常以「％」及positive（陽性）來表示。

RP（Progesteron Receptor）：黃體素受體，以positive/negative（陽／陰性）表示。

HER2：人體上皮細胞接受體第二型，以0、1+、2+、3+表示，0、1+被視為陰性，3+視為陽性，2+則需要再以FISH方式檢測，結果以＋（positive）或－（negative）表示。

Ki67：腫瘤細胞增殖因子，以「％」表示，目前（二〇二〇年）Ki67數值大於百分之二十視為高，低於百分之十視為低。（註：截至二〇二〇年，尚未有絕對數值的共識，而是以區間range來劃分。）

乳癌亞型分類及治療策略

ER/PR	HER2	Ki-67	亞型分類	抗賀爾蒙治療	標靶治療	化學治療
+	–	<20%	管腔A型	○	×	×
+	–	高	管腔B1型	○	×	○
+	+	任何數值	管腔B2型	○	○	○
–	+	–	HER2型	×	○	○
–	–	–	三陰性	×	×	○

量身訂作的治療選擇

當面臨乳房要全部切除，還是局部切除時，應該做什麼考慮？

乳癌若只發生在乳房，未曾侵犯到淋巴，手術治療是首選的治療方式，但是因為乳癌是一種多樣性的癌症種類，以下四種「生物標記」（Biology Charactor）會影響不同種類的乳癌：

①動情激素接受體Estrogen Receptor，ER

②黃體素接受體Progesteron Receptor，PR

③人類上皮細胞接受體第二型ＨＥＲ２

④細胞快速分裂增生指標Ki67

當乳癌具有下列特質，則歸類為「管腔Ａ型」：①②**皆為陽性**，③**陰性**，④**低**

ki67值。

A小姐，四十八歲，乳房是C罩杯，檢查發現一個兩公分左右的惡性腫瘤在右上方……淋巴在攝影和超音波下都沒有看到轉移（這裡指的是她乳癌的臨床分期）。她可以接受的手術優先考慮是：部分切除，再經過微整型，使左右乳房儘量大小平衡，術後進行放射治療，再參考其他因素，例如荷爾蒙接受體、HER2表現、Ki67高低，再決定是否仍需再加全身性治療，像是化療、標靶治療或口服藥。

B小姐，四十八歲，乳房大小是A罩杯，右側內下方有一個一點五公分的惡性腫瘤。比較適合她的手術是：全乳切除，加上重建，以維持兩邊大小平衡；或是部分乳房切除，加皮瓣填補右內下切除的缺損，以維持兩邊乳房的大小外觀平衡。

最後A小姐選擇了部分乳房切除；而B小姐選擇了全部乳房切除及立即以義乳重建。用以上兩個案例來說明：一、乳房大小與腫瘤大小之間的關係，是決定可否「保留」乳房，做局部／部分乳房切除的關鍵。二、腫瘤切除後的縫補困難度，也是乳房切除考量的重要因素。

乳房的構造中，大部分乳腺較多的部位是外上、外下及正中間，乳房腺體分布較少的部位是內上及內下，所以B小姐腫瘤雖比A小姐小，但是長在內下，而且本身是比較小的A罩杯乳房，把這腫瘤及周圍安全界限切除，要縫合起來是不可能的，只能以皮瓣方式來填補這個缺損，所以醫生對她的建議是以全部切除及重建為優先考量。

由於每一位乳癌姊妹的下列狀況都不相同：一、體型（胖瘦、有無側邊贅肉等），二、乳房的大小，是否下垂或外擴等，三、腫瘤生長的位置在乳房的哪一象限（內上、內下、外上、外下、正中央），四、病人本身是否有其他疾病，如糖尿病？是否抽菸？是否有蟹足腫的體質？五、病人本身的期待，例如

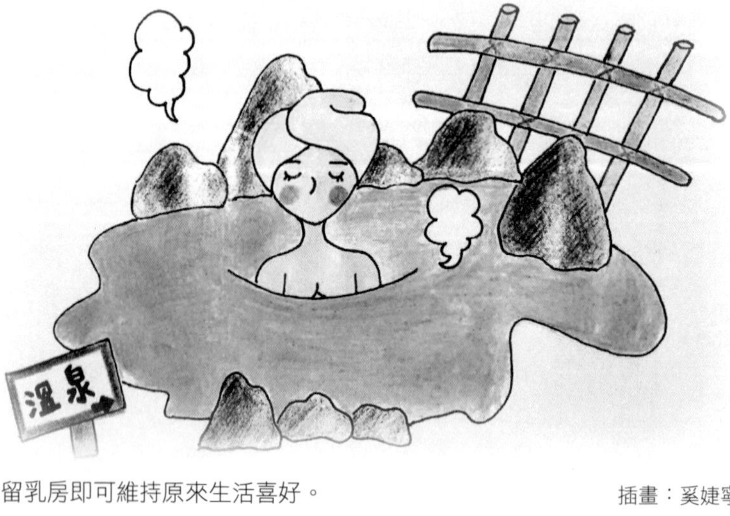

保留乳房即可維持原來生活喜好。

插畫：奚婕寧

希望保留原有的體型，或是經常要運動，喜歡登山、跑步、泡湯等……，這一切都會因人而異，必須和主刀醫師花時間討論才能做出決定。

為什麼有人做了乳房切除手術，還需要再做化療、或做放射治療？有些人則不必？

只要是乳房部分切除的方式，都需要加上放射治療（對尚留下來的乳房進行加強保護的放射線照射），才能達到避免留下未切除的乳房組織產生癌症，這稱為局部控制。

另外幾種也會在手術後仍需要做「局部控制」的情況有：一、腫瘤在一發現時就超過五公分（即使後來因術前治療變小到一公分），二、腋下淋巴有乳癌轉移的顆數大於四顆。

至於化療、標靶、荷爾蒙則是一種「全身性」的治療，不是局部性（手術、放射治療）。

乳癌雖然是發生在乳房，但是癌症的特性就是癌細胞可以經過周圍的血流、淋巴系統，竄流出乳房以外的身體部位，臨床上最常見的竄流就是最靠近乳房的同側腋下淋巴系統，還有縱膈腔或鎖骨附近淋巴結，另外遠端轉移肺部、骨頭、肝臟、腦部等，也是常見乳癌細胞可以竄跑到的位置。

明白這些觀念，也就不難理解為什麼切除了乳房上的癌組織，尚需再進行化療，為的就是避免若干年後乳癌轉移威脅生命，所以，除非乳癌被發現時非常小，小到不超過一公分，或是零期的乳癌，只要是大於一公分，這癌症就有可能有很小的、肉眼看不見的子子孫孫藏在淋巴管中、血液中伺機而動。因此大部分的乳癌病友，除非是零期，或者只有一公分以下大小，否則手術後會需要接受「全身性」的預防治療。

另外，乳癌本身所具備的特性，如荷爾蒙接受體是陽性或陰性？是否有HER2過度表現（陽性）？Ki67是否很高？病人是否太年輕（四十歲以下）？都會有不同的治療方式。

一個病人在切除乳房的癌症後需不需要做化療，基本上醫生都遵循「乳癌治療指引」，這是參考國外做法及國內專家的討論所建立的國內共識。

ＨＥＲ２陽性乳癌的治療

什麼是ＨＥＲ２乳癌？

ＨＥＲ２是乳癌的一種基因表現。乳房腫瘤拿下來後要送去病理科化驗，平均每四個乳癌病人可能就有一個是這種ＨＥＲ２基因過度表現的病人，我們就稱之為ＨＥＲ２陽性的乳癌。

ＨＥＲ２陽性乳癌病友，是否比較容易轉移？

ＨＥＲ２陽性是比較特殊的乳癌型別，它具有比較會轉移的特性，所以在治療上跟一般其他的乳癌有點不一樣。早期乳癌，一般不需要做化療，也不需要做其他治療，開刀就好；但ＨＥＲ２陽性的乳癌不能這樣處裡。

「早期乳癌」的定義就是腫瘤比較小，可能小於一點五公分，淋巴都沒有轉移，如果只是手術治療，或許是可以的。但對於ＨＥＲ２陽性的早期乳癌，腫瘤即便再小，它將來轉移的機率還是存在的，所以早期乳癌只要知道是ＨＥＲ２陽性，都應該讓病人接受抗ＨＥＲ２藥物治療。這種治療藥物的名稱是「賀癌平」，施打一年，稱之為術後治療。

「術前化療」與「術後化療」，這兩種治療方式有什麼不同？

開刀前所做的化學治療，稱之為「術前化療」（或稱「術前輔助化療」）。那什麼時候要做術前化療？又什麼時候要做術後化療呢？打個比方好了。假設有一位病友來就診時，她的腫瘤已經摸到淋巴有轉移了，那基本上分類大概就是乳癌二期。這種病人因為淋巴已經有轉移，表示比較適合先用藥物治療，把有轉移的淋巴與腫瘤先控制住，大概打個六次療程，等到控制一段時間後，再看看腫瘤的反應。

一般反應都是滿好的，腫瘤會變小，這時再幫病人動手術。這樣不但可以把病人的乳房保留下來，也可以讓已經轉移出去的淋巴被控制住，所以這叫做「術前輔助化療」。

但大部分的病人是做「術後輔助化療」的，也就是開完刀後，發現淋巴有轉移，或者腫瘤比較大，為了延長病人無病存活的年限，或是把腫瘤治好，就會做「術後輔助化療」。所以手術前如果腫瘤太大，或者知道淋巴已有轉移，那就做「術前化療」；如果說做完手術後，覺得需要、有復發的風險，就要做「術後輔助化療」。

晚期、有轉移的ＨＥＲ２陽性乳癌如何治療？

早期ＨＥＲ２陽性的乳癌，治療上使用賀癌平就夠了。現在賀癌平有一個新的皮下劑型。二〇一九年以前只有注射劑型，治療時必須將賀癌平與點滴併用，使用點滴方式至少要打四十分鐘；皮下注射劑型出來後，對病友就比較方便，直接打皮下三到五分鐘就可以回去了。但因為是一種化療或標靶藥物，所以必須由醫護人員執行皮下注射，病友自己打不太安全。

晚期ＨＥＲ２陽性乳癌病友的治療，在藥學上進展非常快速，有三種不同的藥物可以使用。第一種是賀癌平，早期沒有轉移的病人，通常病人手術完了以後，施打一年賀癌平。

第二種就是術前使用化療跟標靶，最好能夠用雙標靶（賀癌平搭配賀疾妥），大概施打六到八次，假設腫瘤有縮小，開完刀以後，還要再評估。開完刀後淋巴還是有轉移（原來可能是四到五顆，開完刀後剩下一顆，而且是很小的轉移），那還會繼續再使用雙標靶治療。

第三種賀癌寧是一種化療藥物與標靶藥物的結合體。賀癌寧在HER2的標靶上結合了三個化療制劑，但因為它是鑲在HER2的接受體上面，所以施打的時候病人不會有不舒服的感覺，一般化療會掉頭髮，賀癌寧則不會。賀癌寧進到病人身體裡面後，會找到跟HER2有關的腫瘤開始進行作用。HER2的腫瘤會把這個標靶藥物吸收進去，然後化療藥物再釋放出來，對準這個腫瘤作用。所以病友接受這個治療的時候，身體不會出現化療的副作用，但是藥物能有效地殲滅癌細胞。

HER2陽性乳癌的治療藥物都是針劑嗎？是否有口服藥物？

HER2陽性乳癌當然也有口服藥物！但這種小分子口服藥物是在腦轉移時才使用。HER2陽性病友腦轉移時，大部分會先把賀氏家族使用了；當病情呈現穩定，譬如說腫瘤已經開刀拿掉，那就會口服小分子抑制劑「泰嘉錠」（Tykerb），這個藥健保也有給付。

三陰性乳癌的治療

什麼是「三陰性」乳癌？該如何治療？

這是一種不具有荷爾蒙接受體（動情激素接受體、黃體素接受體），及不具有HER2接受體的乳癌類型，比率大約佔了國內乳癌類型的百分之十到十五。由於不是具有上述三種接受體，所以抗荷爾蒙藥物及抗HER2標靶藥物都無法發揮作用。

治療這種「三陰性」（三種接受體都陰性之簡稱）乳癌，除了手術切除，就只有化學藥物治療可以作為預防日後轉移了。當這類三陰性的乳癌在發現時，如果腫瘤比較大，或淋巴結已有轉移，應當以術前化療先治療，才能讓病情得到比較有效的控制。

遺傳性乳癌

什麼是BRCA基因突變？和乳癌有關係嗎？

ＢＲＣＡ基因是人體中參與細胞ＤＮＡ修復的基因，不論男女都帶有這一個基因。但是，ＢＲＣＡ基因若產生突變，無法參與正常的細胞修復、發揮功能，所以當ＤＮＡ壞損，沒有ＢＲＣＡ幫忙修復，累積到一定程度後，細胞就有可能發生癌變。

不論男女，若體內的ＢＲＣＡ基因有突變，不代表一定會罹癌，但是得到癌症的風險會比較高。

和ＢＲＣＡ基因突變較有關的癌別是：乳癌、卵巢癌、胰臟癌、前列腺癌（攝護腺癌）、男性乳癌及黑色素癌。

具有ＢＲＣＡ基因突變的乳癌，就比較可能是一種遺傳性乳癌，也較多是三陰性乳癌（荷爾蒙接受體陰性、HER2陰性）。

關於遺傳性乳癌，要怎麼知道自己的乳癌會否遺傳給下一代？

假如在自己家族一等親（父、母、兒女、兄弟姊妹），和二等親（祖父母、姨、姑、叔、伯）都沒有人罹患乳癌、卵巢癌、攝護腺癌、胰臟癌，而自己算是家族中的第一位罹癌者，可以檢視是否具有以下兩個特徵：

一、自己診斷乳癌小於四十五歲

二、自己診斷乳癌為三陰性乳癌

這種狀況可以考慮做「BRCA基因」的檢測（血液／唾液），確認自己是否具有此基因的突變，進而才能分析自己家族或下一代的風險。

為何需要放射治療

放療的方式也有一次、多次的不同選擇，怎麼選才是對自己最有利的選擇？

先了解放射治療的目的：控制局部（乳房、腋下、淋巴、鎖骨上淋巴節、內乳淋巴結），所以就很容易理解，保留乳房的切除手術後，被保留下來、沒有切除的乳房組織就「必須」有加強防禦的需要——接受放射治療。

順便一提，病友姊妹每次乍聽到放射治療，就誤解會掉頭髮、嘔吐……當然不會掉頭髮，除非放射治療是為了照射腦部的腫瘤，才會造成照射的「頭部」會掉頭髮。

對於相當早期的乳癌，又是預後較好的類別（荷爾蒙接受體陽性、HER2陰性的種類），腫瘤比較小，小於三公分，腋下淋巴臨床上攝影顯示沒有被侵犯，年齡大於四十五歲，也有建議可以使用術中放射治療（Intraoperative radiotherapy，IORT）

在腫瘤安全切除範圍確認後（以冷凍切片術中確認），即刻進行切除空腔的一次性放射照射。（參考文獻：https://www.thelancet.com/journals/lancet/article/PIIS0140-6736(13)61950-9/fulltext）

兩種不同的放射治療，各有其優缺點，必須依照病人的病情、乳癌的種類、年齡的多種因素來做選擇，並非適合每一人，應該由專業醫師加以判斷。

藥物治療須知

為什麼接受手術及結束化療，有些人仍需口服藥物或針劑注射？

當手術、化療完成後，對於荷爾蒙受體陽性的乳癌（管腔A、B型），尚需要以口服抗荷爾蒙來控制病情，最主要有兩大目的：

一、抑制體內的荷爾蒙產生，達到「不利腫瘤生長」的環境，使後續能不再長出癌症。

二、避免癌症「轉移他地」造成遠端轉移的情況。

癌症細胞是否完全殲滅，在人體中實在不是簡單地以手術切除、化療結束就沒有癌細胞在體內這樣來思考。癌症細胞的生存有很複雜的機轉和各種促成因素，單純以為只要手術或只要化療就算治療結束這種思考，就是低估了癌細胞的生長能力。況且治療完乳癌，別忘了還有一側健康的乳房也是有較大可能產生癌症。

注射抗荷爾蒙的針劑（俗稱「停經針」）會有什麼副作用？

在更年期前的荷爾蒙抑制藥物有兩種：口服藥「泰莫西芬」（Tamoxifen）、諾瓦得士錠（Novaldex）；注射劑諾雷德（Zoladex）、柳菩林（Leuplin）。

有些婦女接受針劑注射，每二十八天（四週）一次，其方式是把一段約一公分的植體埋在皮下脂肪層，穩定地維持藥劑的釋出，達到抑制腦下垂體的激素分泌功能，使卵巢接收不到訊息，而停止分泌產生動情激素，於是就不會有每月月經來潮的現象，類同一種休眠狀態，但並不是直接破壞卵巢功能，所以有些較年輕的病友，停止施打後幾年會恢復正常月經來潮。

也因為這種機轉是一種訊息抑制阻斷，非破壞，所以身體不會老化，但是會伴隨藥物促成的更年期症狀，如熱潮紅、情緒變動等副作用。大部分病人在使用起始的前半年，症狀會較明顯，但隨著時間會漸漸緩和或適應。

要面對這些不適作調整，可以在衣著上注意，避免穿著緊身、高領、厚重的衣料，睡眠的環境可以改成更通風（如增設吊扇、開冷氣），避免蓋厚重棉被入睡。情緒若波動太大，可以請醫師協助開立一些低劑量的抗焦慮藥物。

停經針要施打多久？會因此衰老嗎？

俗稱的「停經針」，成分是促性腺激素釋放激素（Gonadotropin-Releasing Hormone，簡稱為GnRHa；也稱作促黃體激素釋放激素，Luteinizing-hormone releasing hormone，LHRH），它的功能是直接作用在大腦的某一區，抑制腦下垂體釋放濾泡刺激激素（Follicle-stimulating hormone，FSH）和黃體激素（Luteinizing hormone，LH），進而一系列會形成每月固定的月經訊號沒有了，所以不會有月經來潮。

由此機轉，可以知道它並不會造成卵巢衰竭，而是讓卵巢「休眠」，是一種藥物性的造成停經，一旦這藥物停止，卵巢會逐漸甦醒，約莫半年到一年，有些年輕的女性會恢復月經來潮，但是若已經在四十五歲以上，則可能不會有月經恢復。

這也是這針可貴的優點——它所造成的抑制功能，一方面是治療乳癌，一方面對卵巢沒有造成真正的破壞，只是休眠。它所造成的更年期副作用是潮紅、停經、情緒變化、性慾減低，但是不會造成衰老。

荷爾蒙陽性的乳癌，術後的抗荷爾蒙治療是五年。臺灣健保目前對於適合使用這類針劑治療的更年期前乳癌病友是給付三年（需每年提出申請符合審查規定），另外兩年仍需以口服藥來完成五年的治療期程。

一般而言，如果需要吃抗荷爾蒙藥，是要吃一輩子嗎？

口服荷爾蒙如前述，期限是五年，針對相當早期的乳癌，例如一期或二期A；如果是較後期別或淋巴有轉移者，建議用藥要比五年還久，甚至建議長達十年。

長期吃荷爾蒙抑制劑，身體會出現什麼變化？這些變化到什麼程度是「不正常」而需要求助醫師協助？

乳癌病人中，只有管腔A、B型的乳癌種類才需要長期（至少五年）服用抗荷爾蒙藥如Tamoxifen及芳香環酶抑制劑Femara、Arimidex、Aromasin。

Tamoxifen泰莫西芬，多數會給予更年期前的婦女服用，以及零期的乳癌（不分更年期前後）病人。初服用泰莫西芬時，有些婦女會明顯感覺陰道的分泌物增加了，這狀況若是只有分泌物增加，無臭無味也不會引起搔癢發生，是不需要處理，但對一些年長婦女，已經更年期後呈現乾爽若干年，突然產生較多分泌物恐怕還是覺得不太能適應而希望停藥，或改服芳香環酶抑制劑。

長期服用泰莫西芬（通常建議五年，但有些狀況例如第二期Ｂ、淋巴有轉移，醫生或許會建議服用比五年還長到十年）會引起輕微的ＴＧ（三酸甘油脂）上升，輕度脂肪肝，或是心電圖上的ＱＴ波延長，但以上這些都沒有臨床上的不適，病人也不會感覺不舒服，而且大部分在停藥後會回復正常。

偶爾有些婦女在服用泰莫西芬後會有膝蓋關節「卡卡的」，以及皮膚搔癢，但是都不是嚴重及常見的副作用。泰莫西芬最需要注意的一個副作用是，服用者可能會引起「子宮內膜增厚」，這也是沒有症狀的副作用，必須每年固定到婦產科，以超音波檢查來監控子宮內膜的厚度，以免產生病變。

若是因為服用造成的子宮內膜厚度增加過多，就會建議停藥，改以芳香環酶抑制劑Femara、Arimidex、Aromasin繼續控制病情達到穩定。

另外，也有一個泰莫西芬引起的眼睛副作用，有些病人會發生眼睛視神經炎或白內障，尤其年紀較大的女性，在服用泰莫西芬治療乳癌的同時，也要每年到眼科做定期的檢查，並且要告知醫生妳在用這藥物。

更年期後的乳癌病友，服用芳香環酶抑制劑的抗荷爾蒙藥，常會關節疼痛，怎麼辦？

更年期後的抗荷爾蒙藥物，的確會造成部分人手部的指關節，在早上起床時會有僵硬、腫脹及疼痛的症狀，但大部分在下床刷牙、洗臉後就會緩解。不過，有些人會比較嚴重，連膝關節也感到疼痛、僵硬（不過，即使沒在服用這些藥的健康婦女其實有人也會），會令病友不想再繼續吃藥治療。

其實有幾個方法可以改善：例如補充一些鈣片、多曬點太陽。國外還有研究指出，有些BMI較高（較胖）的婦女，補充omega-3魚肝油，也會改善關節僵硬症狀。此外，常做手掌轉動的運動，或練氣功，也有助改善。

打針吃藥過程中，如果私密處有較多的黃色、黏稠分泌物是否正常，該立即就醫嗎？

服用Tamoxifen泰莫西芬的病友，非常多比例會有私密處分泌物變多的情況，但這不是發炎，不需要立即就醫，可以在回診時跟醫師討論商量，看要如何處理才可以減輕生活上的困擾。

停經前的「荷爾蒙治療」

雌激素與乳癌有何關係？荷爾蒙治療對於乳癌有何重要性？

根據臺灣的流行病學統計，有將近八成的乳癌病人，其腫瘤細胞上具有荷爾蒙受體的表現。這些腫瘤細胞的生長與女性荷爾蒙，也就是雌激素有很大的關係。雌激素一般是由卵巢、腎上腺或脂肪、肝臟、肌肉、骨骼所產生，荷爾蒙治療即是設法降低體內合成雌激素的量或藉由阻斷雌激素與乳癌細胞的結合作用而達到臨床療效。

停經前荷爾蒙受體陽性乳癌如何治療？

一、手術

二、荷爾蒙治療

——選擇性雌激素接受體調節劑

——類性腺激素釋放素

——摘除卵巢

停經前婦女若想保有生育功能，有什麼治療選項？

有配偶的病友，在開始化學治療之前，若先將生殖細胞如卵子或是受精的胚胎預先冷凍起來，待之後乳癌治療完成後，身體狀況合適生育的狀態下，再來解凍並植入胚胎，可為未來生育計畫保存機會。

此外，在化療前一到兩週打停經針，就能達到由大腦發出指令抑制卵巢功能，使卵巢進入休眠（非破壞），且根據二〇一四年發表醫學四大期刊之一的《新英格蘭醫學期刊》（The New England Journal of Medicine）中的臨床試驗，發現接受化學治療前有施打停經針的乳癌婦女，在治療兩、三年後的懷孕率，是未施打停經針病患的三倍，而且乳癌治療的成功率也增加百分之十。

施打停經針或摘除卵巢，有何各自優勢和效果？適用何種患者？

對於停經前荷爾蒙受體陽性乳癌患者，因為卵巢尚有分泌雌激素的功能，所以治療上首重以抑制卵巢功能為主。包括以外科手術切除卵巢或放射治療破壞卵巢，或是接受副作用較多的化學治療。另外，病患還可以藉由使用類性腺激素釋放素（gonadotropin-releasing hormone, GnRH）或選擇性雌激素受體調節劑來抑制雌激素分泌。

以外科手術切除卵巢或使用放射線照射卵巢，往往會使卵巢產生不可逆的破壞。此外，部分年輕乳癌患者可能會因化學治療產生的副作用導致卵巢功能破壞而造成暫時性停經，或有部分演變成永久性停經而喪失生育能力。然而，使用類性腺激素釋放素治療的患者，並不會破壞卵巢功能。大部分乳癌患者會於療程結束後一到一年半內恢復經期，因此也適合做為仍想保有生育功能的年輕乳癌患者的治療選擇。

化療後是否需要維持停經狀態？如何達到？

目前多項臨床研究結果顯示，對於年紀小於四十歲的病患，在接受化學治療後若仍維持停經前狀態，使用類性腺激素釋放素合併選擇性雌激素受體調節劑治療（停經針＋口服抗荷爾蒙），相較於只用口服抗荷爾蒙藥單獨治療，有機會延長病患的五年無病存活率及整體存活率。

荷爾蒙治療有何注意事項？

口服抗荷爾蒙藥可能會使病患有不正常陰道出血、子宮內膜異常增生或子宮內膜癌的機會上升等副作用。而使用芳香環酶抑制劑的病患則常會有肌肉關節痠痛、骨質疏鬆甚至骨折的副作用產生，以及會有熱潮紅、頭痛、陰道乾澀等副作用。提醒乳癌患者，若是在治療的過程中有出現任何疾病或藥物使用的相關問題，一定要立即諮詢醫師或藥師。

怎麼吃最抗癌

乳癌化療期間，有什麼飲食上的禁忌？怎麼吃才能有足夠抵抗力抗癌？

大部分化療藥物的副作用是噁心、嘔吐、食慾不振、味覺變差。這部分除了以止吐藥物預防和治療嘔吐，食慾和味覺的改變則較無藥物可以幫助。但是因為大部分的化療是每兩到三週一次，在剛施打的第一週較會噁心嘔吐，接下來則較不會，所以可以利用這段期間多進食一些食物，注重蛋白質、纖維的攝取，像雞蛋、肉類、豆類可以提供蛋白質，麥片、蔬菜提供纖維，在烹煮上可以注重口味的調整，例如用麻油或是調味料來煮，讓食物味道更好，一聞就有想吃的衝動與慾望。

生冷的食物比較不具有刺激味蕾的功能，而且偶爾擔心較敏感的人會因為吃了生冷食物而腹瀉，但若是本身體質不會那麼敏感，也不一定完全禁食生冷食物。大部分化療的病友都誤解要吃得很「清淡」，把食物弄得一點都不可口，當然會更提振不了食慾。

不過，有某些化療或標靶藥物施打時是有食物禁忌的，會建議不要食用「葡萄柚」，是因為葡萄柚中的某些成分，會抑制腸道內負責代謝藥物的主要酵素（CYP3A4），一旦被葡萄柚或柚子中的呋喃香豆素（Furanocoumarin）抑制了作用，使藥物在腸道較難被代謝，使得身體吸收了比平常多的藥量，可能會引發更多的副作用或中毒。柚子或葡萄柚對藥物代謝的影響可以長達兩到三天，所以不要在化療期間食用。

坊間也有人謠傳水果必須去皮才能吃，其實只要洗乾淨，像櫻桃、葡萄、草莓、蕃茄，都無須「去皮」。

治療期間，吃太營養會把癌細胞養大、養壯，不利於抗癌？刻意吃素可以弱化癌細胞？

有這種想法，未免把癌細胞當成是小動物或動物來思考了。癌細胞和人體正常細胞相比，數量一定較少，刻意不吃肉，或擔心吃太營養造成癌細胞變化，並沒有真正的試驗佐證，可能只是不成熟的思考方式。相反的，營養不良才是造成病人無法捱過、挺過化療副作用，進而造成療程中斷，治療無法成功的原因。

以平常心、均衡營養維持身體，真正能殺死、弱化癌細胞的是藥物的各種作用機轉，並不是食物。

乳癌患者最佳「抗癌食物」和最該閃過的「地雷食物」各有哪些？

目前的研究並沒有辦法得到答案，大部分所知道的食物資訊，例如：花椰菜、蕃茄、南瓜子……等抗癌功能，也只是它們「可能」具有某種成分，「可能」可以有助抗癌，但是要食用多少才能有效？大部分報導總是說「多食用」，而無法提出每天要吃多少、每週吃多少，甚至要吃多久，表示這些存在食物中的好成分，只能當成選擇食物的一種認識，也表示儘量不挑食，因為每種食物都有些有益的成分，想用日常食物來「抗癌」，恐怕有這種想法的人要失望了。

坊間傳說乳癌患者不能喝豆漿，也不能吃蜂王乳、鴨肉、紅肉、雞皮……，這些說法到底對不對？

豆漿、蜂王乳、鴨肉、紅肉、雞皮，這些都只是食物，每種都含有好的成分存在，不需擔心吃了會得癌症，或影響癌症治療，因為並沒有任何確實的研究數據顯示吃了這些東西會致癌。

其中，豆漿和乳癌的關係諮問度最高。其實大豆和黃豆的攝取已知可以降低乳癌、攝護腺癌及胃癌的風險，然而有太多不正確的「傳言」，把該不該喝豆漿這事給混淆了，因為豆類中含有「植物性荷爾蒙（phytosterols）」這件事沒有被清楚解說。

關於豆類食物中所含有的植物性荷爾蒙說明如下：

一、它在結構上和人類的女性荷爾蒙是「不一樣」的，而且有較弱的荷爾蒙作用。

二、當我們服下了「植物性荷爾蒙」，它不會轉換成「人類的動情激素」，所以即使是管腔A、B型的病友也可安心服用。

三、適量攝取植物性荷爾蒙，並不會增加得乳癌或其他癌症的機率，相反的，黃豆類食物提供了優質的植物性蛋白質，不管是日常飲食或在化療期間，都是建議攝取的好東西。

資料參考：Cancer 2017 Jun1; 123(II): 2070-2079

資料來源：The America Cancer Society medical and editorial content team. April29.2019.

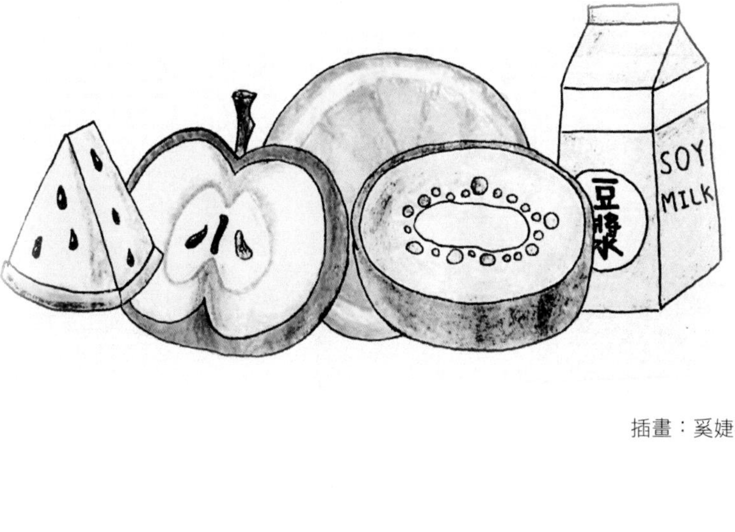

插畫：奚婕寧

乳癌病人可以吃山藥嗎？

山藥是塊莖植物，含有粗蛋白質、粗纖維、澱粉及人類所需的十幾種胺基酸，是一種營養豐富的食物，卻一直被冠上會刺激乳癌、子宮癌等罪名，實在很冤枉。

在中醫藥方中，山藥可以和多種中藥材搭配產生一些功效，來治療一些所謂的陰虛火旺症（如白帶、陰癢等婦科症狀），可能因此而被誤會對婦科癌具有刺激作用而背負罪名。單純以山藥當作食材，煮湯、作菜是不會造成婦女癌症的。

有報導說，喝紅酒有益健康，乳癌病人可以每天喝一點紅酒助眠嗎？

酒精（不論紅酒、白酒、啤酒）證實是乳癌要避免的地雷飲料，偶爾應酬式地喝幾口，倒也不必過度緊張，但是每天飲用就不建議。任何種類的酒精要說對健康是「有益」的，恐怕都沒有真正的依據與說服力。小酌或許對心情放鬆有點助益，但想以酒類來增進健康，是沒有被證實的。

抗癌期間，吃維他命或補充其他保健食品，有什麼要注意的？

維他命的補充，常被病友過度信以為可以「抗癌」，而大量購買來補充，但是必須考慮某些維他命過量的「副作用」。最常見的就是維他命E和D的過度攝取。

長期高劑量補充維他命D，會使血中維他命D的濃度太高，可能會出現倦怠、噁心、健忘。另外也可能造成血中鈣太高，出現消化不適、頭暈、異常口渴卻又多尿的情況。

所以真的要補充維他命D，又沒有先測自己血中的維他命D濃度的人，每天四千IU（國際單位）是安全的，但在服用中建議偶爾抽血，檢測自己血液中的維他命D濃度。

記得要定期追蹤檢查

乳癌手術和化放療結束，需要定期做哪些追蹤檢查？

以上治療後，應該每年（接受治療或診斷後一年，例如四月診斷、手術，隔年四月就該年度檢查）都要進行年度檢查。

檢查項目視期別而有不同：零期的乳癌只需做乳房部分的追蹤超音波和乳房攝影。一期以上到三期的，除了乳房超音波、乳房攝影，還會檢查肝臟超音波、肺部X光，也會抽血監測癌症指數是否穩定。在某些狀況下，例如管腔A、B型的，或許每一、二年做骨骼掃描（Bone Scan）。

高侵襲性癌症有「移轉」的憂慮，該如何注意哪些器官的不尋常症狀，才知道要趕快就醫？

我們先來先了解乳癌比較會轉移到什麼器官：

一、骨頭、背部的肋骨、肩岬骨、前面的肋骨、脊椎、骨盆

二、肺部、肋膜

三、肝臟

四、腦部

五、深部淋巴結

若是一位不常運動或走路的病友，卻在某天發現走路有一側大腿骨疼痛，但卻沒有運動傷害，這可能是那側的大腿骨轉移。

曾經遇過病人走路時腿部會痛，卻合理化地認為是扭到了（但沒有扭傷的事件），一拖半年，才在回診走路一拐一拐地被我發現，做骨頭掃描後，發現是骨盆和大腿骨

交接處，及整根大腿骨都有癌細胞侵入，她這半年還常常去跌打損傷診所推拿，但都不見好轉。

肺部轉移會出現乾咳持續一兩週，但並沒有感冒。一般感冒可能伴隨流鼻涕、頭脹以及咳嗽有痰的症狀，若只是單單「乾咳」就應該要注意了，回診由醫師做肺部X光來確定。

肝臟的轉移相當高比例不會出現症狀，除非已經轉移很大部分的肝，造成肝功能變差或黃膽出現，否則肝臟的轉移得靠肝臟超音波檢查出來，若是已經治療且穩定十幾二十年的病人，或許不見得會安排超音波，但抽血驗癌症CEA指數的正常與否，也可以當成參考。

腦部轉移的症狀視轉移腫瘤在腦的哪一部位而不同，走路不穩、頭暈、固定處頭痛、單眼視力變壞、一側手腳無力等等都可能出現。

平常在洗澡時，建議可以趁抹上肥皂時，檢查另一側或乳房手術完仍保留的乳房，觸摸是否有硬塊，還有兩側脖子、鎖骨處以及腋下，也利用肥皂和水的滑溜，可以較容易感覺到有無硬塊或腫大的淋巴結。

基因檢測在乳癌治療過程中是必要的嗎？

並非所有的乳癌都需要進行基因檢測。比較被專家學者認同可以考慮進行基因檢測（抽血）的，如年輕的三陰性乳癌，其有家族史（有卵巢癌、乳癌等家族成員），會檢測其ＢＲＣＡ基因是否具有突變，以供治療、用藥及家中成員的疾病諮商措施。

另外較常用的癌症「切片」組織基因檢測，則針對荷爾蒙接受體陽性，ＨＥＲ２陰性，Ki67低表現的早期乳癌病人，以檢測來評估十年復發的風險，以及用來評估是否施以化學治療而可得到存活益處，有助於防止復發。

其他疑難雜症

常說壓力是致癌的可能因子，也相當程度被醫學證實了，但乳癌患者放棄工作，真的對病情有幫助嗎？

在積極治療（化療、手術、放射治療）期間，可以考慮「暫時」離開工作，等完成這一切，要早點回到工作，代表恢復以前的生活，對病友而言是一個疾病治療過程成功的「里程碑」。

我很鼓勵這種方式，因為臨床上見過許多病友，一發現罹癌，當下就把工作辭了，一年後、兩年後及以後的許多年後，感覺身體很好，卻已經沒有工作可做，加上年齡及專業需求，再找到合適工作的機會很低，反而因為沒工作、太閒，家人及朋友沒辦法天天陪伴、時間打發不了，因此每天一再提醒自己是個「病人」，對身心健康不好，不少病友出現憂鬱、失眠狀況。

美國ＦＤＡ因對引起罕見淋巴癌BIA-ALCL的疑慮，要求乳房植入物製造廠Allergan將特定幾款絨毛面植入物下架，食藥署也要求臺灣Allergan回收產品，已使用此類植入義乳的病友應如何處置？

這款義乳在二〇一九年七月全面回收，市面上已經沒有人再以這款果凍義乳作為重建或隆乳的填充物了，而ＦＤＡ對於「已經」植入這款義乳的女性也作出建議：沒有異常症狀者，暫時不需要把義乳取出。異常症狀指的是：置入側乳房皮膚出現紅、腫、顆粒，或同側淋巴腫大等變化。

我則建議有置入這款義乳的人（通常手術醫師會把義乳的型號等卡片交給病友），可以每半年以超音波檢查是否有義乳旁積液出現，若有積液，則建議抽取出來作細胞化驗，看是否有異常淋巴細胞。另外，有做這款義乳重建者，其實可以考慮每隔一、二年，做核磁共振追蹤，但核磁共振是高端檢查，健保不見得會給付。

穿有鋼圈的內衣，會造成乳房乳腺壓迫，比較容易得乳癌？經過各種治療之後，病友該如何選擇內衣最妥適？

胸罩設計鋼絲（圈）的目的，主要是要把乳房「擺位」在身體的前方，所以穿戴時就需要用「撥」的方式，讓胸部乖乖就範在那個制式的罩杯裡。另外，肩帶的功能，則是托住乳房在一個和胸體同高的水平線上。

這種衣著，隨著年齡、哺乳後的乳房逐漸走樣，在穿戴時一定會不舒服，因此可以多選擇一些「無鋼絲（圈）」的胸罩，目的是讓自己舒服地生活及活動。但乳癌的產生，與穿著什麼樣式的胸罩是「沒有」關係的。

如果乳癌術後發生水腫狀況，該如何處理？

經過手術的那一側手臂，無論是否有做腋下淋巴手術，都有可能在日後「偶爾」發現上臂、前臂、手腕稍微腫脹，原因就是有動過手術那一側，會因為傷口癒合，多少會有纖維化，造成該處有點結構不同於未曾手術時，而影響了一些液體、淋巴「回流」的路徑不再那麼順暢。

所以有些病友會在舉重物後，或做太多家事後，發現手術那一側的手變得有點腫。如果碰到這種情況，先試著多抬高手，減少家事及提重，再輕輕按摩促進回流，就不會讓情況持續惡化，也希望要儘快回診，請醫師判斷是否真的是因為淋巴阻塞造成手臂淋巴腫，或只是較輕微的回流不佳。

一旦發生過，建議可以準備適合自己手臂大小的壓力衣穿戴，在需要時穿上（如長期飛行），做較粗重的家事前後也要穿上。

一般而言，化療後多久頭髮才能長回來？

大部分會造成掉髮的化療藥物，多是在施打第一次後的第二週，開

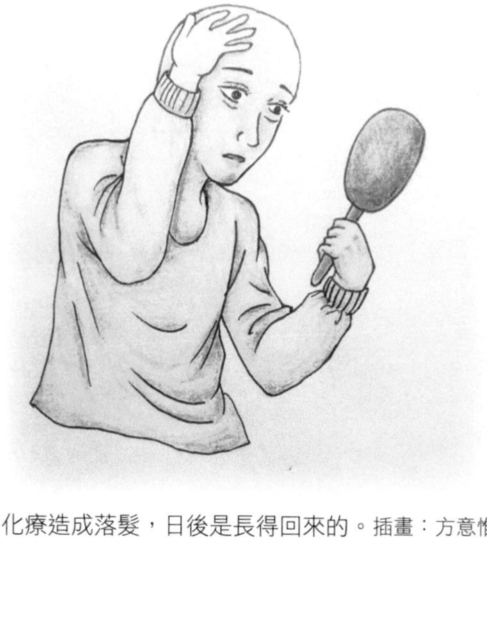

化療造成落髮，日後是長得回來的。插畫：方意惟

始出現較大量的落髮，第四週就會掉落超過一半的髮量。會導致掉髮的化療結束後四到六週，開始會感覺有些細小的毛髮長出來，但還是依個人髮量、年齡不一，一般而言，長回到短髮一到兩公分大約是停止化療的第三到四個月。

如果治療結束後，經過一段時間，頭髮還是很稀疏，該如何搶救？

可以利用一些生髮促進劑刺激頭髮生長，但需要有耐心使用一段時間才能看到成效。

臺灣的乳癌病人在「健保」跟「勞保」上有什麼基本權益保障？

臺灣健保被公認是全世界最棒的醫療社會福利，乳癌的病友一旦確診（有病理報告，非零期的）都會在健保卡上註記為「重大傷病」，在就醫上凡和乳癌治療有相關的皆可享「免」部分負擔。所以，可想而知，若妳只是吃壞肚子、傷風感冒就醫，這「重大傷病」身分是不能使用的。

很多人會問，為什麼零期的乳癌不能享有重大疾病保障權益？實際上，零期的乳癌主要是以手術切除，或需再加上放射治療及口服藥物，不像非零期的侵襲性乳癌，比較需要頻繁的化療、抽血、影像檢查等等。而且很大部分的零期乳癌，都仰賴國民健康署每兩年「免費乳房攝影」給揪出來，這歸功於政府大力推行四十五歲到六十九歲婦女、每兩年一次、共十三次的免費乳房攝影，實質意義也等於是政府社會福利的成效，零期乳癌病人並沒有被忽略。

至於勞保部分，只要仍具有勞保身分的病友，在手術完後都可以請領一次勞保傷病殘廢的給付。

一旦得過乳癌，治療完後的日子，總是有一種「風吹草動」的不安，擔心身上起了小疹子是不是復發？背痛痛的是不是轉移？該怎麼正確判別或克服這種心情？

的確在門診中會遇到慌張失措的昔日病友，因為肚皮上出現出現一些溼疹、臉頰旁長了一小顆肉狀物、手指關節有顆肌腱瘤，就把她們嚇得幾天睡不著（醫生也非每天有看診，所以總是得等到掛號成功）。

回顧之前提到的，乳癌轉移有好發之處（見圖），其中，最容易被自己觸摸到的是腋下及鎖骨上的淋巴（因為是表皮），其他大部分得靠影像檢查才能確定。所以，上述說的臉頰肉狀物、肌腱囊腫、溼疹都不是乳癌復發、轉移的好發處。不過，病友們害怕、擔心的心情是可以體會的，如果有疑慮，就找妳的醫生解惑吧。

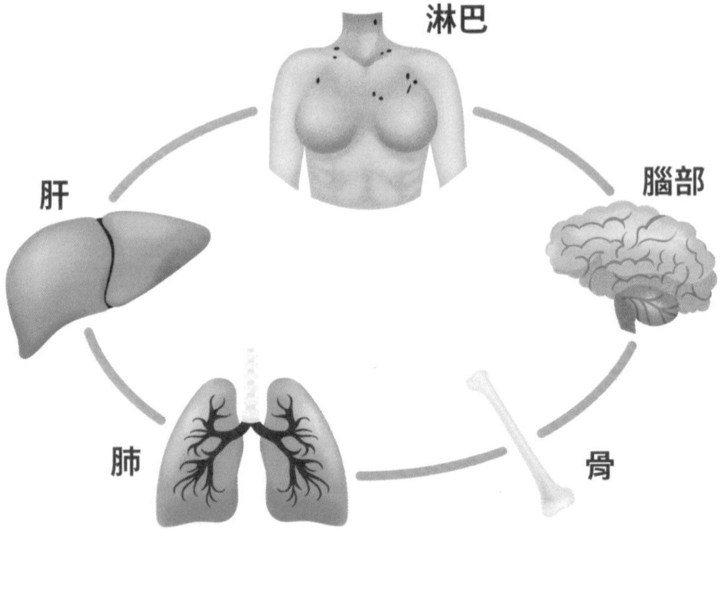

乳癌治療後，我其實已經很穩定了，可是卻出現「失眠」這狀況，為什麼？

在治療病人當中，正在接受化療的病友會告訴我「睡不著」——這個原因大部分是每一次化療時，為了減少化療藥物的副作用，會給一定劑量的「類固醇」，而類固醇對大部分人都會造成輕微不易入睡的情形。由於這是在化療期間因藥物造成的失眠，記得告訴醫生，可以開一些可以助眠的口服藥處方，或者適當地減少類固醇使用。如果結束所有化療幾個月，

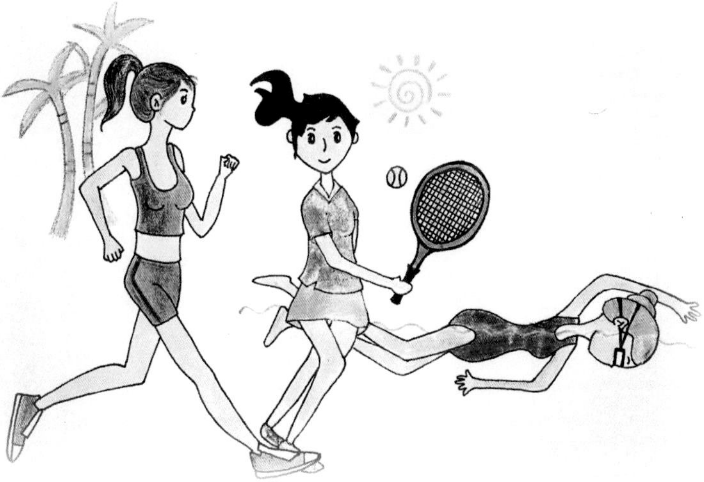

治療後，多運動、曬太陽才是養生之道。　　插畫：奚婕寧

失眠有改善，則可以不需要再服用助眠藥。

但是，有很大部分的病友，一直持續失眠或難以入睡，卻又不敢長期服用助眠或安眠藥，睡眠品質變得很差，仔細分析一下原因：一、藥物治療造成「更年期」的到來，影響了睡眠；二、生病完，生活也改變了，活動量變少，甚至除了三餐、上廁所以外，根本完全不運動，讓身體處於一種「平靜」狀態，有時也會睡不著。

那該如何解決？一、先找出失眠的原因，這方面最好找專家，各醫院都有這方面的醫師或心理臨床專家可以協助，找到原因就比較好治療。二、懶得找原因的，可以先從增加自己日常體能消耗開始做起，上樓爬樓梯，強迫自己去運動、快走，把自己體力用心耗掉，中午不要睡午覺，晚上身體就會因為疲倦自然可以較快入睡。

更多資訊

懷孕也可能罹患乳癌？
外科醫師：三十歲開始就要做乳房檢查
https://www.cmmedia.com.tw/home/articles/12411

微創精進乳癌手術　留住乳房的美麗
https://www.chinatimes.com/newspapers/20181116000629-260110?chdtv

---

懷孕生子　乳癌不會復發
https://health.udn.com/health/story/6029/350971

乳癌可以懷孕生子、做愛做的事嗎？
http://cancer.foodcare.com.tw/teacher.aspx?article=2074

姊姊妹妹晚期乳癌復發，該怎麼面對恐懼？
https://health.udn.com/health/story/6029/4521967

乳癌患者保有生育力不是夢！抗荷爾蒙治療後如願得子
https://www.healthnews.com.tw/news/article/46249

鄭醫生千叮嚀、萬交代

經過了手術、化療、放療等強烈心理衝擊過後，病友大部分都期待頭髮和眉毛快快長出來、消掉水腫，回歸正常的生活方式，但生活需要做什麼改變呢？

生病後再痊癒，其實是上了人生中最有意義的一堂課，但是很多病友很健忘，於是又回到以前的生活方式，忙碌工作而不運動、曬太陽，繼續錯誤的、無知的不去避免少接觸環境荷爾蒙，仍舊人手一瓶塑膠罐裝水天天喝，熱湯熱食用所謂「耐熱」塑膠袋裝，回家後也不倒入正確的瓷器或玻璃器皿中食用，而是繼續就著塑膠袋、紙杯、紙碗大口吞食，那麼她人生生病這一課算白受苦了。一定要記得：多運動、曬太陽、少接受環境荷爾蒙，改變自己。

個案的守護者

來自個管師的貼心叮嚀

| 作者 |

個案管理師——蘇怡羚

來自個管師的貼心叮嚀

乳癌手術後我該怎麼照顧自己？

由手術室回病房休息後，護理師會交代進食時間，若無噁心或嘔吐反應，請先試喝一到三口的溫開水，三十分鐘後若無不適反應，但在躺臥時嘔吐，頭應側向一邊，避免嗆到，即可少量多餐的方式進食。手術當天建議吃容易消化的食物，避免易產生脹氣的豆類、鮮奶等。

傷口恢復期間，建議採取均衡飲食，不偏食、不迷信偏方補品，建議多攝取富含維生素、纖維質的新鮮蔬菜水果，不要過度食用含動物性脂肪較高的肉類、內臟或含亞硝酸的食品，少吃油炸物，避免菸、酒、檳榔。

長時間的平躺後改變姿勢較容易造成短暫型暈眩，第一次下床活動，建議採漸進式下床（床上坐起五分鐘後↓移至床緣休息五分鐘↓再站立五分鐘），由家屬陪伴協助下再行走，以防頭暈而跌倒；若出現頭暈目眩、心悸、臉色蒼白之症狀應立即坐臥休息。

關鍵時刻
——乳房手術後的返家照護

許多個案反映在醫院休養時疼痛指數比較低，回家後疼痛指數比較高。特此叮嚀返家後要有足夠的休息，給予時間讓傷口修復，因為費力的家事會造成傷口過度拉扯，導致血水過多，復原就更慢了（例如：手洗衣服、拖地、擦地、手持鍋柄炒菜等）。

患側引流管在尚未拔除時禁止患側手臂運動（例如：舉高、甩手、伸展等），甚至搬運重物，需等引流管拔除或經醫師評估確認後才能進行運動。

但假使術後三到四週內，你總覺得自己活動得很差，整個非常僵硬，最好趕緊向醫師、復健師等求助。

要辭工作專心治病？

很多個案往往在知道自己罹癌後，就想辭職專心治病，除非完全沒有經濟壓力，否則還是需要固定的收入和工作，才能確保生活無虞。所以建議個案可以先和醫療團隊溝通手術後需要復原的時間，好好安排工作上的計畫。

需要做化療的個案，大多在化療後休息一天，就可以回到工作崗位，因為工作可以轉移、分散、減弱化療不適的注意力。

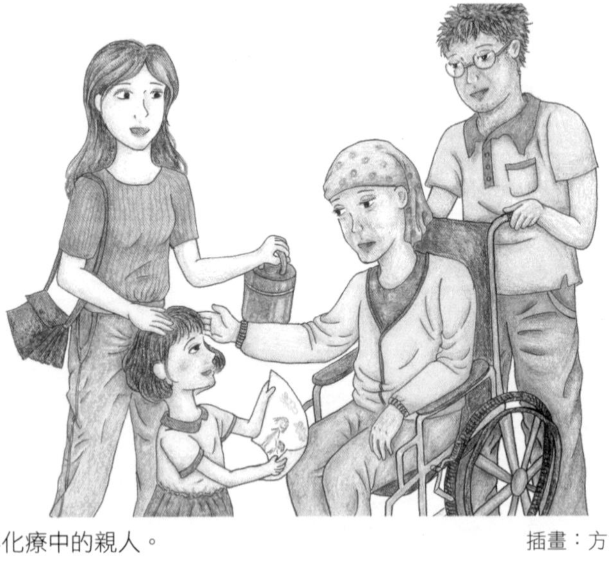

鼓勵、陪伴化療中的親人。 插畫：方意惟

化療是可怕的大魔王？我吃東西該注意什麼？

當醫師宣布個案需要做化療時，化療帶來的副作用，是個案比較擔心害怕的。但隨著醫學進步，乳癌健保資源也最豐富，化療前的輔助藥物也越來越多元，可以有效改善並減輕身體不適的副作用。

化療期間，鼓勵維持平衡、健康的飲食，從不同種類的食物中攝取足夠的熱量、蛋白質、維他命和礦物質。因為隨著體重上升，會造成必須相對提高化學劑量。

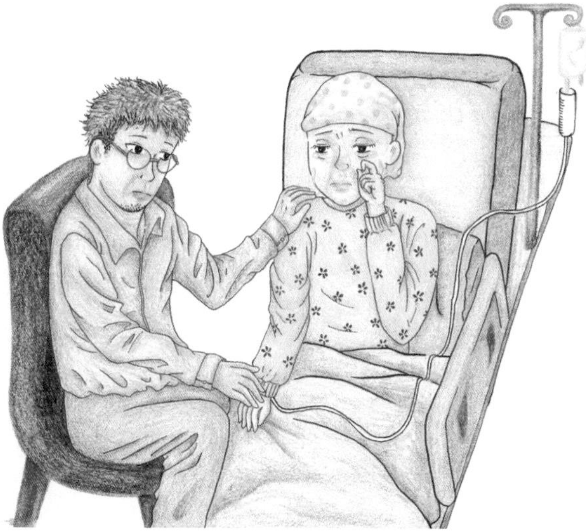

傾聽、接受病人情緒的宣洩。　插畫：方意惟

當出現**噁心**、**嘔吐**的副作用症狀時，建議少量多餐、清淡飲食，採新鮮、清潔、高熱量、高蛋白及富含維生素C的飲食方式，以熟食為主，避免生食（生魚片）或生奶製品（如：生食起司、乳酪、奶油等）。以當季蔬果為優先，原因是當季蔬菜水果農藥含量相對較少，再者營養價值也會比較高。

味覺或嗅覺的改變，在攝取肉類或高蛋白質食物時，口腔會有苦味或金屬味，讓個案提不起進食的慾望，身體也影響了心理，造成心理憂鬱。沒有任何好的方法可以改善這類問題，只能建議個案可以利用調味料來改變食物的味道，

可使用酸味甜味較強的調味料，如檸檬汁、番茄醬、醋、糖等（但對於口腔疼痛患者並不適用）。食物可添加蔥、蒜、九層塔、芹菜、八角、肉桂、洋蔥以增加食物的風味。

最常遇到個案反應說**喉嚨疼痛**，這時飲食方面就要選擇吃軟的、沒有刺激性、溫或冷的食物，以減輕不舒服的症狀。也要避免吃粗糙食物，如雞腳、甘蔗等，預防口腔粘膜受傷。

口乾的症狀比較多出現在年長的族群，因為口水分泌減少，影響睡眠品質，可以試著咀嚼口香糖、八仙果，有助於增加唾液分泌。或是搭配使用中性溫和保濕配方的

漱口水（不含酒精）維護口腔中性濕潤環境，降低細菌活躍度，嚴重患者可在睡前使用保濕凝膠，長效維持口腔濕潤，增加整夜睡眠的舒適及提升睡眠品質。

白血球下降——化學治療所使用的藥物，對於生長較快的細胞影響會較大，除了腫瘤細胞外，白血球的生長也易受到抑制，而引起白血球降低的副作用，這個副作用不是立刻發生，而在化療後第七至第十四天才發生，約在第二週左右白血球數會掉到最低值，隨後便逐漸上升回復正常值。

在白血球數目下降時，應該特別注意以下四點：

一、注意體溫變化，若有發燒（高於三十八・五度）發冷畏寒咳嗽等情形應立即就醫（門診或急診）；並觀察有無感染現象。

二、攝取均衡飲食，以維持體內完整之免疫功能，進食高蛋白及富含維他命的食物，因足夠的熱量及蛋白質可提供能量，修補受傷害的正常細胞。

三、充足的睡眠及適當的活動以維持免疫功能的完整，提高身體抵抗力。

四、醫師視情況給予白血球生長激素（G-CSF）治療時，可能會有骨頭疼痛、關節疼痛、類感冒症狀等副作用產生。

此外應攝取足夠水分，每日宜攝取兩到三公升。建議以少量多次的方式喝水，一下子灌大量水份，身體受到刺激，容易沒多久就會想上廁所，影響生活品質。

遇到有**便秘**狀況時，可以採高纖飲食，如吃蔬菜、香蕉、木瓜等，以促進腸胃蠕動；出現**腹瀉**狀況時，則要避免攝取油膩、高纖維或含刺激性成分的食物，如高麗菜、玉米、碗豆、胡蘿蔔、乾豆類、花菜等，必要時使用止瀉劑及溫水坐浴減輕不適。

化學治療的日常生活

化療期間長達好幾個月，是一條漫漫長路，一定要保持正常的生活作息，才有足夠體力抗癌。熬夜非常傷身體，因為身體是透過夜晚充分休息達到自我修復。而且充足的睡眠及適當的活動，也可以維持身體免疫功能的完整。

還有，化療期間會引起落髮，掉髮通常不會立刻發生，往往都是幾次療程後，頭髮可能是漸漸地掉落或是一叢叢地掉落，建議先把頭髮剪短，使用溫和洗髮精，洗髮時不要太用力抓，而以指腹圓形按摩清洗，吹乾頭髮時溫度也不要太高。如果頭髮已經脫落很嚴重，就試著使用洋傘、帽子或圍巾以避免太陽直接照射頭皮。也可以選擇戴頭巾、毛帽、或是假髮裝飾頭部。

此外，要養成良好洗手習慣，經常使用肥皂或洗手乳洗手，尤其在吃飯前及上洗手間後更要特別仔細地洗手。然後儘量不要去公共場所或人群擁擠的地方，不得已去公共場所或人多的地方，一定要戴口罩保護好自己。

這段治療期間，要注意體溫變化，如果持續高溫超過三十八・五度，出現發燒、頭痛、幻覺、煩躁不安、無法休息，及意識、定向感的改變等症狀，就應該立即就醫治療。

放射線治療的皮膚照顧

照射部位宜保持乾燥，只可以用清水清拍洗滌，不可用肥皂清洗，也不可以用力擦拭。

要避免在照射部位的皮膚上貼膠帶或覆蓋紗布，除非醫師指示，否則不要在照射部位塗抹任何藥物、乳液。

儘量選擇質料柔軟寬鬆的衣物，最好棉質為主，以避免不必要的摩擦，引起治療部位的皮膚傷害。

治療部位皮膚儘量減少陽光曝曬，出門要撐陽傘、戴帽子或穿長袖衣物，以避免過度刺激皮膚。

放療治療結束後，照射部位附近的記號（人工薄膜）撕除時需動作輕柔，以免撕破皮，建議可使用嬰兒油塗抹後再撕除。

乳癌賀爾蒙治療注意事項

當病理分類為管腔A、B型時，醫師會開立抗賀爾蒙藥物做為治療，個案會遇到以下問題：

一、荷爾蒙治療可能導致**提前停經**，生育婦女需與醫師討論治療的選擇。

二、**熱潮紅、盜汗：**建議穿著自然纖維（棉、麻），減少身體的不適感。

三、**月經不規則、陰道分泌物或乾燥：**多數個案服藥後月經變亂變少，都是正常反應，若有陰道乾燥不適，可使用陰道保濕凝膠，維持陰道弱酸環境及保濕效果，減少陰道摩擦。

四、**關節酸痛、骨質疏鬆：**多運動、戒菸酒，維持骨骼的健康。測量骨質密度了解自己的骨質密度狀況，是否補充鈣及維生素D可尋求醫生之專業意見。

五、**倦怠失眠症狀：**維持規律的生活及睡眠習慣，布置一個安靜、舒適的睡眠環境。已有一段時間睡不著或睡不安穩時，可告知醫師，開立鎮定劑或短效安眠藥，以改善睡眠品質。若服用短效安眠藥仍無法入睡時，請求診精神科醫師。

醫病關係怎麼溝通？

往往有些個案在診間外候診時，會覺得裡面的病人怎麼講那麼久？占了大家很多的時間，可是當輪到自己走進門診，又像得了「白袍症」，看到醫師就腦筋一片空白，醫師詢問症狀時都說沒事，步出診間又覺得好像話還沒講完，醫師沒有給予實質幫忙。究竟就醫時要怎麼跟醫護人員溝通呢？

建議大家可以準備一個專用的醫病溝通本子，把回家後服用藥物產生的不適或發生的狀況，詳細記錄在紙本上，清楚寫下不適的部位、何時開始、多久發作一次、不適的頻率和次數，這樣進診間就能讓醫師一目了然，清楚了解問題，達到雙方良好的溝通。

如果遇到醫師給的醫療建議不符合個案期待，雙方無法達成共識，這時建議個案可以先跟個管師溝通，請個管師協助醫病互動，適時安撫、協調，扮演溝通橋樑，以凝聚最佳治療共識。

參考資料

癌症希望基金會，〈癌症新知　飲食生活好習慣　預防乳癌並不難〉https://www.ecancer.org.tw/DynamicContent.aspx?unitID=10137&contentID=1296

癌症886，癌症專業資訊，https://cancer886.com

柯佳足、黃慧文（二〇一八），〈一位乳癌復發病人行標靶治療之門診照護經驗〉，《華醫學報》第四十九期，頁六十四至七十七。

鄭順淑（二〇一〇），〈乳癌放射治療後的自我照顧〉；陳世賢，社團法人中華民國乳癌病友協會，《病友輔導交戰手冊．運動篇》（頁三十八至四十一），台北：社團法人中華民國乳癌病友協會，二〇〇八年。

病友心聲

讓我們一起打一場乳房保衛戰！

老天爺慈悲，給了我三次「補考」的機會

小珊

「五十而知天命」，對這句話我真的只能用刻骨銘心四個字來形容。因為，就在五十歲生日時，我被確診左邊乳房得了癌症。那一瞬間，就像被老天爺宣判「死刑」一般，眼淚撲簌簌掉下來，當下感覺診間像地獄，醫師像閻羅王，世界變黑白……還哭哭啼啼問醫生：「我會不會死掉？」

診間像地獄，醫師像閻羅王

從有記憶以來，我一直是個健康寶寶，很少生病打針吃藥，健保卡一年就用那麼

幾次，都是陪人家傷風感冒追流行。我怎麼也無法想像，生平第一次開刀住院，竟是因為癌症。我回過頭檢視自己為什麼得病，然後很苛刻地怨天怨地怨自己不注意健康、輕忽身體變化，而且一拖再拖，拖到最後快把自己的命給收拾掉了。

仔細回想事情是怎發生的？為什麼我一點警覺也沒有？

其實，早在確診的幾個月前，洗澡時就摸到乳頭有點硬硬的，但因為兩邊都有一點，有對稱，也覺得可能跟經期有關，心想再觀察一下，等月經過後，乳房變得柔軟再看看。果真，月經過後就覺得「還好」，所以又拖了幾個月。

直到有一天，突然在左側腋下摸到一顆圓圓硬硬的東西。我知道這下糟了，不太妙，但還是心生一線希望，認為可能是身體的哪裡在發炎，淋巴集結在腋下。心想再觀察一下，看會不會自己消散。

會這樣一直拖下去，實在是因為手上太多工作，忙到讓我倒頭就睡，無暇多想。另一個原因是，怕看醫生，諱疾忌醫。就這樣一直拖到左側乳房發炎漲痛，我才找醫生求救。

每天睡醒，都希望我只是做了一場惡夢

確診之後，才知道硬塊是在乳頭正下方，相對比較不容易自己發現，一定要靠專業醫生和儀器檢查。而我也很痛恨自己有那些不知是對、還是錯的「醫學常識」，讓我有藉口一拖再拖。

醫生很快幫忙排定治療期程。在那段等待期間，我度日如年，常常想到這件事就止不住淚，從拒絕承認、到生氣懊悔，再到認命接受。每天早上醒來，還是希望生病這件事只是做惡夢，就像以前夢到被壞人追殺到懸崖邊，只能在被殺跟跳崖作選擇時，我都會告訴自己「這是在做夢，醒過來就沒事」，就這樣常常救了自己。只是這次很不一樣，一天又一天、一次又一次失望，這種渾渾噩噩的狀況持續好一段時間，直到開完刀。

開刀前夕，我把所有錢財帳號密碼跟金額全都交待清楚，也預作分配。雖然很不安，但也沒後顧之憂地進了開刀房。麻醉完再次醒來，除了面對一個殘缺的自己，更恐怖的是，護士在我麻藥尚未退盡時告知，「等身體恢復後再安排化療時間。」

對化療有夠恐懼，但逃也逃不掉

化療?!不知是電視上演得太可怕，還是周邊真的有人就是經歷過這麼可怕的事，我一陣哭天搶地後，抗拒歸抗拒，但檢體報告顯示癌細胞已經移轉到淋巴，要活命就只得乖乖配合做化療。

動完手術，我首先要面對的是全乳切除、同時重建義乳的巨大傷口維護工程，以及身上裝了兩個引流管，每天都要小心翼翼消毒、記錄引流量，再倒掉血水，就這樣跟那兩顆手榴彈一般的引流管和平共處兩個多星期。

不過，最挑戰人的是炎炎盛夏要把傷口照顧好，需要很多的細心和一點耐心。因為傷口盡量不要碰水，上半身只能擦澡，而且早晚消毒、擦藥膏、換紗布，每次都要花上半個小時。後來，醫生告訴我有些防水性醫材可以協助包覆傷口，只要貼好，水不要太熱，偶爾還是可以沖沖水、洗個澡，讓生活品質不會變得太糟糕。

這段期間，我連要怎麼穿內衣、外衣都是很大的考驗。貼心的醫生也會給些實用的建議，例如怎麼穿連身內衣自己換藥，如何選擇棉質前扣式內衣方便穿脫，儘量穿寬鬆、透氣的前扣式外衣……處處都是學問。

基因檢測沒能免去化療

之後聽從同事建議、也諮詢了醫生，去做血液基因檢測，只要抽八ＣＣ的血，就可以知道我的基因有沒有突變、血液中還有沒有殘存的癌細胞。雖然要自費，但若真的有用，我很願意試試，讓治療更安我的心。

後來檢驗報告出來，基因沒有突變、血液中沒有癌細胞！我欣喜若狂，天真地以為這樣就可以不必做化療了。但醫生很堅定地說，按照國際標準治療原則，還是要做化療。

開完刀兩個多月，我開始進行化療，每三週一次、一次打針四小時、一共做了八次。打針時不能亂動，還會頭昏腦脹想睡覺，上廁所還要拖著點滴架，雖然不會疼痛，卻不怎麼舒服。

第一次化療後，我的月經就停了。在長達七個半月的化療期間，噁心、反胃、消化不良、口腔黏膜破皮、毛髮掉光，連富貴手、灰指甲都全部來了。更可怕的是，身體的抵抗力變很差，一不小心就會感染發燒，嚴重時還會沒命。

生病之後，因為我手上還有一些重要專案，同事接不下來，我只好彈性上班，很辛苦地完成化療。

有用白血球只剩一百七十個，打升白針痛到椎心刺骨

每一次做化療前，都要抽血驗白血球、血紅素等血液相關指數，如果白血球數目低於三千，就不能做化療，必須等身體狀況好一點再進行。有一次感冒，抽血檢驗白血球數目只有一千七百多，有功能的白血球大概只剩一百七十個，我並沒有很虛弱的感覺，但這指數過不了關。這時我老闆還在電話那一頭遙控交辦事項，可以想見當時我心裡的小劇場自然是許多圈圈叉叉。

醫生為讓我感冒快點好起來，建議我打「升白針」，刺激骨髓造血細胞加速生成，拉高身體免疫力。但那一針打下去後，副作用是椎心刺骨的痛，坐立難安，連躺都躺不住，那一夜，可說是我今生今世最煎熬的一夜，叫天天不應，叫地地不靈。

噁心想吐、毛髮掉光、抵抗力變差

化療期間，我胃口極差，為了有體力抗癌，我遵守吃原型食物、多吃蔬果、高熱量、高蛋白的大原則，其他的禁忌和細節就先不管了，想吃什麼就去吃什麼。這段時間紫蘇梅是我的好朋友，噁心想吐時就吃一點，很幫我的忙；至於從小就不敢喝的雞精和各式營養補充飲品，對我是絕緣體；有推不掉的應酬我也參加，好吃愛吃就盡量吃。這段期間，我的體重不減反增，而且多數時候精神狀況還不錯。

因為化療抵抗力變差，別人打噴嚏、咳嗽對我都是重大威脅，只好減少出門，不敢四處趴趴走，搭捷運也都戴著口罩，回家一定先洗手。也許因為頭髮、眉毛、睫毛都掉光，讓我心甘情願多留在家乖乖休息，有點社交恐懼症。那段時間，總覺得氣不太足，說話句子太長會沒氣，也不太能唱歌，偶爾會有一點小喘，我也只能去公園快走，流一點汗，做一些輕度的運動。

化療讓我身體各種器官功能加速老化？

不過，化療真的有改變我的身體狀況，那是一種「變老十歲」的感覺，體力大不如前，記憶力變差，視力模糊，反應變慢、變笨，活動力減弱，很容易發脾氣、感到沮喪、多愁善感，還變得愛哭，膝蓋也開始略感磨損疼痛，時不時還會一陣潮熱、汗水直下。說老實話，這種突然的改變讓我很不適應，但我也意識到必須跟它們和平共處，我才能好好過日子。

正當我以為頭頂上的烏雲慢慢散去，快可以重見天日的時候，一年一度的例行乳房超音波和攝影檢查，又晴天霹靂給了我另一個磨難和考驗。

好不容易搞定左邊，右邊乳房檢查又有問題……因為有可疑細胞，醫生建議為保險起見再做穿刺。

本以為穿刺的檢驗報告沒問題，就又過了一關，但醫生以她的經驗主張還是動個門診刀，把可疑細胞切除比較安心，以免日後又變成癌症。孰料，老天爺一路作弄我，那一團棉花球一般的可疑細胞裡，居然驗出有癌細胞。

左邊結束右邊又來，真不想活了！

這一次，我不只想死，還想死得更徹底一點！我完全不想面對、也不願意面對。門診看報告時，醫生把我留到最後一個，我就心知不妙。進診間後，她慢慢跟我解說情況，但我已完全聽不進去，約略只聽到兩側乳房都得癌症的機率是百萬分之一，我兩邊是不同的乳癌，還是要切除……

因為左側乳癌，我做了全乳切除手術，也做完八次化療，由於荷爾蒙受體是陽性，之後也持續打停經針、吃抗荷爾蒙制劑，在這種情況下，右邊乳房還能長出癌細胞？我腦海裡冒出一堆問號，這些問號塞住我的腦袋，讓我當機，完全無法思考。

那一晚，回到家後才開始認真思考，要怎麼告訴家人檢驗報告「豬羊變色」，而不會嚇壞大家。自己則圍繞在這一連串的檢查治療到底哪個環節出了問題上打轉，邊想邊哭，邊哭邊想，直到累極睡著。一覺醒來，因為有個重要簡報要做，真的也只能先如期赴約，再來想「死要怎麼死，活要怎麼活」的大問題。

從容做好準備，就不會想做傻事了

等我可以靜下心來，把問題從頭到尾理一遍後，我得出幾個重要的結論：

第一，如果要重來一次過去一年處理左邊乳癌的全部療程，我想，我是不願意的。

第二，如果惡性腫瘤細胞已經大到跟左邊一樣大，為何可以逃過所有的檢查和穿刺？所以我要徵詢第二專業意見。

第三，我之前做的血液基因檢測，並沒有基因突變，而且我的Ki67是零，是否有必要大動手術再來一次全乳切除才是安全？

第四，我該把工作給辭了，既然還不能死，那就好好為自己活下去。

怨天尤人之餘，我也求助神明協助，請祂們賜給我智慧，讓我可以安渡劫難。我沒做傻事的原因，一方面是工作實在停不下來，二方面也是因為我已經做好面對最壞狀況的心理準備。

右乳治療一波三折，放療做了三十四次

碰到這麼奇特的個案，也讓醫生對未來的治療方式考量再三，我猜內部開會時可能也做過很多討論。一個月後的例行回診，醫生跟我說腫瘤的大小不到一公分，也沒有移轉到淋巴，所以不用全乳切除，但因上次動刀切掉可疑細胞的邊緣太接近癌細胞，所以必須再動一次手術，切大一點、切乾淨。

經過先前的大悲之後，再聽到這種「好消息」，我已無大喜之感。這一次，我平平靜靜住院動刀，之後再加上三十四次的放射治療，右乳戰爭才告一段落。

說起放療，依我的乳癌類型，我也有兩種選擇：一種是動手術時，同步進行一次性大劑量的局部放射治療；另一種是多次、不間斷、每次只要進行短短十分鐘的全乳放射治療。前者省時省事，但自費價格不低；後者費時費工，有健保給付，但每天像去醫院上下班打卡一樣，而且往返醫院讓人心情沮喪，放療後期還會有皮膚照顧問題，真的需要很有恆心和耐心。

反覆思索之後，我選擇做多次、短時間的放療，理由很簡單，因為這不到一公分

的腫瘤，過去一年在我的身體裡面經過實證，已經閃過多重檢驗不被發現，為了安全起見，我願意辛苦一點做全乳放療，這樣會比局部放療讓我更安心。

四顆肌瘤「留校察看」，絨毛義乳令人難安

因為長期服藥關係產生一些副作用，我的私密處開始有比以往更多的分泌物，無色無味，清清如水，偶爾濃度變得黏稠，色澤偏黃，但並不影響日常生活，只是很不習慣這種濕答答的感覺。後來為了安全起見，再去看了婦產科，做內視鏡檢查，順便檢查了子宮內膜的厚度，結果發現有四顆一到四公分不等的子宮肌瘤。因為我已到停經年紀，估計影響不大，何況平時也沒帶給我什麼不舒服的感覺，就先「留校察看」。

不過，這段期間我看到一則新聞讓我心驚膽跳，很不安。因為美國ＣＤＣ認為有一款絨毛表面的義乳有致癌風險，該廠商宣布全球停用這個產品，臺灣衛福部也提出警告。不巧，我左側裝的水滴式義乳就是這一款！那停用前裝進去的又該怎麼辦？

雖說這款絨毛義乳可能引發的大細胞淋巴癌，已發生的案例多在歐美白種人身

上，目前亞洲沒有任何案例，醫生建議不必過度擔心，可以再觀察一陣，但不管怎麼說，我心裡總覺得毛毛的，因為體內埋了一顆不定時炸彈。

淋巴水腫又摸到一顆尖尖硬硬的東西

本以為我辛苦又曲折的抗癌故事終於可以告一段落，但老天爺給我的考驗並未終止。

在我動完左側全乳切除手術一年多後，一次回診時，跟醫生說我的左手好像有點水腫，指尖覺得脹脹的、反應有點鈍化。這情況常見於手術摘除腋下淋巴的患者身上，而且何時會發生，個案差異很大。

醫師再次仔細檢查，也做了兩手手臂幾個地方寬度的測量，證明真的有淋巴水腫情況。她還重新對左側乳房做了觸診，然後摸到一顆硬硬尖尖的東西，不會痛，「這個在這裡有多久了？」但看著醫師臉上的表情，我感覺似乎又不妙了！

「它一直都在呀，已經很久了。」「怎麼都沒說？」原來那是個很可疑的壞東西，而且有緩緩變大，約有一公分大小了，而我一直以為它是為了固定義乳打的結，或是釘在裡面的釘子。

這次，連說都不必說了，就直接排時間再動刀拿掉。之後檢體化驗結果顯示，它跟原來左乳的癌症是同一種類型，也就是說：我癌症「復發」了？

「復發」?! 這該怎麼解釋呢？

不是左乳已經全部切除、連腋下淋巴都廓清了？不是也都做過八次化療了？還乖乖定時吃藥、回診打針控制荷爾蒙了，為什麼這樣還會乳癌「復發」這種事發生？是因為當初沒有再追加做放療的關係？還是哪個環節出了問題？我腦海浮現一堆問號，只能請醫生幫忙一一釐清。

醫生解釋，癌細胞很狡猾，手術看似切很大、挖很深、清得很乾淨，但它就是可能還藏在某個地方，躲過很多治療，無法保證百分之百殲滅癌細胞、永遠不復發。

還有，當初摘除的左邊腋下淋巴，只有一顆驗出有癌細胞，依國際乳癌標準治療方式，在四顆以下就不必再做放療，以免放療可能帶來的淋巴水腫副作用。

無聲無息、不痛不癢的「復發」，真的有點恐怖，絲毫不能輕忽，必須靠定期追蹤、檢查，發現了就及早處理、治療。但一想到「抗癌」已經變成我後半輩子沒完沒了的戰役，而且必須無時無刻提高警覺，令我很沮喪。

不過，轉個念來看，也因為第三度動刀打開來看，醫生順便檢查了左邊絨毛義乳的狀況，發覺有一點黏黏的液體包覆，就一併換了一個表面平滑的義乳，終結了絨毛義乳未來可能致癌的風險，讓我稍減憂慮。

為什麼我會得病？老天爺讓我「補考」三次！

我想，像我這樣命運多舛、病情這麼戲劇性、又幾乎是左右兩側同時得到兩個乳癌、三度動刀的案例並不多見。老天爺何其仁慈，每每在重重打擊我之後，又給了我「補考」的機會，讓大問題可以化成小問題，而且都是可以處理的問題，我該好好珍惜這補了又補、撿回來的命。

我是一個上班族，在別人眼中應該也是個工作狂。一天三餐之中有兩餐在外進食，工作又耗費心力，長期與時間賽跑，壓力很大。如果乳癌不是一天造成的，可能就是好幾年、幾十年的不良習慣所累積，那我要重新活下去，就必須好好把那些會危害我生命的生活習慣給一一揪出來。

首先，我的外食機會太多，以前早、午餐常常外帶，裝食物的器具多半是塑膠袋或免洗餐具，外帶熱咖啡用的紙杯也是，這些東西遇熱就會釋放出塑化劑，所以這個可怕的習慣一定要先改掉，自備玻璃、陶磁或不鏽鋼餐具是上策。

其次，我工作壓力太大，無法定時、定量、均衡飲食，也無法維持固定運動，應該要想辦法改變工作方式，至少工作先減量減壓，多一點彈性，多走一點路，能站就不坐，能坐就不躺。

第三，一定不可以太晚睡覺，而且要好好睡覺，最好能十二點以前就上床睡著，不要再看電視、看電腦、看手機了。

第四，要有高度警覺性，如果住家、辦公處所是新裝潢的，或有新買的居家、辦公傢俱，要特別注意甲醛超標的問題，因為甲醛空污容易致癌。事後回想，我曾在開刀前三年，在一間新裝潢、不透氣的辦公室裡工作超過半年。

學會傾聽自己身體發出的警訊

說來好笑，這些看起來很簡單、很容易的事，卻是知易行難，如果我不是命在旦夕，逼得我非這麼做不可，可能我就矇混過去，不久又落入過去容易致癌的生活習性，輪迴不已。

生病這幾年，我的人生就像洗三溫暖一樣，也像在低檔盤整的股票，幾度眼看趨勢好轉，線圖向上，卻又突然下殺探底，不知何時才能止跌回升。現在回頭去看，很像在看別人的故事。

我想「如何打一場乳房保衛戰」是我今生最大重要的課題，我必須學會好好愛自己，傾聽身體發出的警訊，而不是去壓抑各種不舒服的感受。如果我再不能好好愛護身體，珍惜老天爺給我的這三次「補考」，那我真的是白活了。

後記　她總能適時扶上一把！

鄭翠芬

這本集合了病人、醫生、個管師三方對話完成的書，除了小珊問的問題，個管師怡羚也把她每天處理病友的狀況、疑問整理出來。放到Question中，由我來查資料作回答。

我一直很感謝怡羚，我每天都交給她好多病人的事：誰的藥要事先申請、哪一位病友情緒很低落快找病友會姊妹協助開導、下次開會要討論哪個棘手案例……，而她也會回報許多病友的病理報告、正子攝影報告，打完化療的副作用藥處理等。

她像個大海，吸收了病人的苦水，包容了我的不耐、焦慮，她卻謙虛地告訴我：醫師背負的壓力及責任，不是每個病人可體諒的，她只希望自己能介於中間，協助補足醫生時間的不足，又照顧到病人的感受和需求，達到醫病和諧、病人有效康復。

我常常也在心裡感謝蘇爸爸、蘇媽媽，太感謝他們教養出這麼一位「善良」、「聰明」又常替別人著想的女兒！而我又何其幸福可以和她當同事，在我照顧醫治乳癌姊妹時，有一個得力助手。

工作上我們很有默契，但大部分時候是她提醒我，今天有幾位初診的新姊妹，有誰是自外院確診想作諮詢，或是要找我用達文西重建……。

她，會花相當多的時間安撫初確診的姊妹及家人，耐心解說我剛剛已經在診間說過的話（姊妹們其實在當下可能只看到我嘴巴張合，我吐出來的字語往往讓她們驚慌、錯亂以致聽不進耳裡），也會順便介紹資深的學姊給初診斷的姊妹，在她們接收到壞消息時，適時地扶上一把。

她還要記得幫姊妹們檢視向健保申請的各式藥物，漏了什麼檢查要補，只要有機會和她接觸的姊妹，都知道她超忙碌，而且在出院前，都會發現怡羚早上會和我一起巡房、換藥，叮嚀病人怎麼回診，引流管怎麼小心照顧……，這些都是她主動安排的工作與配合，在醫師和病友姊妹中，她是一個重要的橋樑、窗口、垃圾桶。這是份不易勝任的工作，需要莫大的耐心、好脾氣、記憶力、同理心……。怡羚，我們團隊的個管師，她都具備了！

在出書的這半年中，也適逢我因意外造成腳的骨折，拄著枴杖三、四個月，生活上的不便和每天醒來的沮喪心情，似乎是要我切身體會病人在治療當中的心境與手術帶來的生活不便。

骨折後的第六個月，我急著做戶外運動來復健，卻因一個不留意，又從自行車上摔下來，躺在地上，一抬頭看到自己左手骨折變形的模樣，當下的「絕望」，又讓我真正體會到病人發現自己疾病轉移時的心情！

這一連串的意外，似乎都是有其涵義的。我從中對自己身負的責任又有了更深一層的體認。

秀威資訊的編輯經理鄭伊庭小姐是這本書的催生者，我感謝她的效率與熱忱，以極短的時間，讓這本書問世。

同場加映

鄭翠芬醫師談乳癌

懷孕也可能罹患乳癌？
外科醫師：三十歲開始就要做乳房檢查

過去一年，我收治了五到六位在生產後或哺乳期間發現自己得了乳癌的女性朋友，這些女性朋友幾乎都有共同的點：在懷孕前，都不曾想過要作乳房檢查，懷孕前、懷孕中也沒有認真觸摸自己的乳房，所以，當她們就診時，大部份的腫瘤都超過兩公分，有些已經有淋巴轉移了。

現代人總是忙碌地過日子，「忙碌」似乎是一種理所當然的理由去忽略自己的健康，或者對自己身體的異狀毫不注意。每天洗澡都可以檢查的乳房，卻可以任腫瘤長到兩公分了仍不自覺，這未免令人想呼籲一下，適婚年齡的女性應作乳房檢查。

懷孕中的乳癌有什麼症狀？

其實和非懷孕婦女一樣「不痛的」硬塊是最常見的，偶而有些人是以乳頭有「血性分泌物」呈現。

檢查與診斷，主要是以超音波為主，乳房攝影由於擔心胎兒的安全就不會使用，診斷是以粗針穿刺作切片。一旦確診為乳癌，治療的方式會根據孕婦的孕期來作決定，在懷孕第一孕期（前三個月，十二週前），若是乳癌被診斷為較嚴重的期別，顧慮到母親的安危與治療時效，可能會建議手術及立即治療乳癌，包括化療。

若是乳癌診斷在懷孕的第二到第三孕期（十二週以後到生產），則建議手術及化療在懷孕中就進行。也可以先進行手術，等孩子生下後再進行化療或放射治療。

手術的方式和非懷孕乳癌是一樣的準則，若腫瘤較小，可以採取乳房保留手術方式，等生產了再作放射治療與化療。若是腫瘤太大，可以考慮全乳房切除或者先對母親施打化療把腫瘤縮小，因此可以保留乳房。不過，化療只能在懷孕第十二週後才能進行，使用的化療藥物會選擇一些較不會造成胎兒畸形或造成早產的化療配方。

女性在懷孕中，乳房會因荷爾蒙的作用而變得較漲大及難以觸診，偶而會摸到一些部份較硬及厚，這時候應該到乳房外科就診及檢查，確定是否是長腫瘤，而適婚年齡的女性更應該有平時洗澡時自我檢查的習慣，年過三十的女生可以每一到兩年到乳房專科作乳房檢查。

社會型態改變了，現今社會不婚、晚婚、晚生育的女性愈來愈多。乳癌較少發生在二十五歲以前，然而三十到三十五歲被診斷出乳癌的病人已不算少數，呼籲懷孕中的婦女，必須要常常自我檢查乳房，也應在懷孕初期及中期接受乳房專科的檢查。

*原刊於《醫訊》，二〇一八年十月二十八日轉載於《信傳媒》。

達文西乳房重建，保存了乳房的原貌

大部份乳癌病友面對被診斷乳癌時，首先映入腦中的是乳房被「切除」，自己身體會少了一邊的乳房，這種「身體將要缺了一邊」的衝擊，引發不捨、沮喪，遠遠超過對疾病能不能治好的擔憂。

周邊的伴侶、子女、親友總是會一副「曉以大義」似的訓說：別那麼在意外表，以後穿戴義乳就好了，活命比較重要！

假如，醫學的進步已經把乳癌治癒率提高了，難道治癒好的病友，在她脫離了疾病威脅後，仍得忍受有缺憾的身體外觀，得在心理上不斷去溝通、說服自己嗎？

其實不然，手術技巧的進步，在乳癌上已可精進到讓病友們的體態繼續維持和原來一樣，那就是乳癌的手術重建，在手術的當下，把有病灶的乳腺切除，但是未被侵犯的皮膚、乳頭，可以完整的保留下來，予以重建，使得患病的乳房得以重建得和原來很像。也有病人因為具有家族史或遺傳性乳癌，想要一勞永逸，也可以雙側一起處理。

重建乳房的技術並不複雜，只是傳統的重建需要較大的傷口，就會留下較大的疤痕，對於外型或日後疤痕產生的纖維化，可能仍令病友不滿意，若能借助達文西機械手臂，這個疤就可以縮小到只需四公分，技巧地藏在手臂和乳房側面的隱密處，正面完全看不出疤痕，術後的恢復也比較快速，術後傷口也較不疼痛。

＊原刊於《醫訊》。

姊姊妹妹晚期乳癌復發，該怎麼面對恐懼？

乳癌是臺灣最常見的女性癌症。身為女性，新光醫院一般外科主任，同時也是乳房中心主任的鄭翠芬醫師說，「我完全能感同身受到姊姊妹妹們在自己乳房上摸到有硬塊當下那種不去面對的不安與徬徨。尤其最近武漢肺炎疫情的陰影，讓許多不想面對現實的姊姊妹妹，更多了一個不去作定期檢查理由，不過鄭醫師要提醒大家，乳房有摸到不痛的硬塊是個警訊，一定要提高警覺。」

曾經有位很年輕、不到四十歲的女教授，沒有乳癌家族史，卻在右胸部摸到一個小小但不痛的硬塊，求診後確診是荷爾蒙受體強陽性、HER2陰性，淋巴沒有轉移的管腔型乳癌，手術及藥物治療後狀況穩定兩三年，然而在某次的例行年度追蹤時，卻發現肝臟有三顆乳癌轉移的病灶，最大的是三點八公分，雖然還沒有任何自覺的不適感，但乳癌的期別馬上從第二期跳到第四期，讓她備感絕望到幾乎想放棄治療。

鄭翠芬主任表示，「乳癌的轉移、復發，不管發生在任何一個人身上，都會很恐慌，覺得太可怕了。極易出現負面情緒，甚至會充滿質疑或想放棄治療。這時候醫師的角色很重要，醫師自己必須先準備好，當醫師有信心，態度很正面，就能降低病人的焦慮，被安撫的病人才有可能建立作戰的勇氣。」

因為女教授放不下學生，想繼續教學，但她希望不必再接受又一次的化療。後來鄭醫師為她專案申請了當時臺灣還沒有上市的口服藥物，適用於荷爾蒙受體陽性、ＨＥＲ２陰性的轉移性乳癌：CDK4/6口服新藥愛乳適。這一天一顆的藥丸提供她另外的治療選擇。這種口服新藥是以二十八天為一個週期。連續治療二十一天後，停止治療七天，再開始下一個週期。

但治療期間，有可能會讓嗜中性白血球微微降低，到人多的地方，一定要戴口罩、勤洗手，做好自我保護。跟傳統化療比起來，副作用小很多

女教授服藥三個月後進行評估，她肝臟的轉移性乳癌，數量從三顆變成二顆。而最大顆的轉移病灶，也從原本的三點八公分縮小到一點二公分，隨後以手術把肝臟殘遺的腫瘤切除。目前已經追蹤三年，沒有再復發，且繼續教書。

鄭主任強調，「CDK4/6口服新藥的出現，打破以往一旦有內臟器官轉移，就非

得再次進行化療的經驗法則。有些病人可以先服用CDK4/6也有治癒的可能。目前健保已經有條件給付，更多的病人有機會用到這些新藥。」這個病人使用的是FDA核准的第一個CDK4/6抑制劑，除了嗜中性白血球降低的副作用外，對病人心臟功能及肝功能相關的副作用也很低，讓晚期乳癌的病人也能擁有生活品質。

CDK4/6抑制劑對荷爾蒙受體陽性且HER2陰性的晚期乳癌特別有效，目前臺灣健保有條件的給付在第一線轉移病人，病人如果無法到申請健保，如果經濟狀況許可，也可以跟醫師討論是否合適自費使用。乳癌不是絕症，即便是癌症轉移，只要積極治療也不等於是癌末，這是鄭主任對轉移乳癌病人的呼籲。

＊本文原刊：https://health.udn.com/health/story/6029/4521967，二〇二〇・四・二十八，《聯合線上・元氣網》，感謝授權收錄於本書。

乳癌患者保有生育力不是夢！抗荷爾蒙治療後如願得子

罹患乳癌的女性朋友想保有生育力不是夢！一名三十四歲楊小姐（化名）是一期停經前乳癌患者，同時為荷爾蒙受體陽性及ＨＥＲ２陽性的病人，先接受化療及一年的標靶治療。之後考量要結婚生子，經新光醫院乳癌中心主任、一般外科主治醫師鄭翠芬評估後，施打促性腺激素釋放素藥物達五年，抑制雌激素，暫停卵巢功能，後來疾病控制，停藥恢復卵巢功能，婚後如願生子，夫妻倆相當喜悅，帶著孩子回門診感謝醫師。

雌激素恐致乳癌復發　荷爾蒙受體陽性可採藥物控制

鄭翠芬醫師指出，許多停經前的年輕乳癌患者，常於化療一年半載後，卵巢又開始分泌雌激素，有較高的機率助長癌細胞繁殖，可能導致乳癌再度復發的風險。因此，這類荷爾蒙受體陽性的乳癌患者，通常在化療後，常需搭配抗荷爾蒙治療，來抑制卵巢分泌雌激素。

現今有許多抗荷爾蒙藥物，可供乳癌患者治療選擇，鄭翠芬醫師說明，選擇性雌激素受體調節劑、促性腺激素釋放素，適用於停經前荷爾蒙受體陽性的患者，施行於早期乳癌作為手術後輔助性治療以預防轉移復發，治療方式相對溫和，有機會保留乳癌病人的卵巢功能，相對於傳統手術摘除卵巢及化療來說，能降低卵巢永久性失去功能的風險性。

藥物作用腦部下命令　卵巢暫時休眠有利保留生育力

停經前荷爾蒙受體陽性的乳癌病人，若想保有生育力，鄭醫師建議可以採用促性腺激素釋放素治療。醫師解釋，促性腺激素釋放素治療的作用機轉，可以將腦部的下視丘想像成「總開關」，把卵巢想像成「插座」，只要把總電源關掉，雌激素就無法通電抵達卵巢，「插座」也不會壞掉，只會讓卵巢暫時休眠，癌細胞就無法繼續生長。

但是以促性腺激素釋放素來治療停經前乳癌，因為抑制荷爾蒙，有停經症狀，例如熱潮紅、情緒較不穩定；相對於化療，對身體及卵巢的衝擊來說，溫和許多，目前健保也有給付此類的抗荷爾蒙藥物。

促性腺激素釋放素在臨床上，有每個月施打一次的短效型及三個月施打一次的長效型。根據二〇二〇年美國國家癌症資訊網治療指引（NCCN guidelines）及晚期乳癌治療共識（ABC 4 guidelines）都建議，促性腺激素釋放素使用每月施打一次的劑型，做為治療選擇。

促性腺激素釋放素　適用於這些乳癌患者

鄭翠芬醫師指出，促性腺激素釋放素適合用於較低復發風險的乳癌患者，像是腫瘤小（一點五公分以下）、乳癌第一期及二期患者（淋巴轉移少於三顆）、停經前（五十歲以下）等等。乳癌病友可每四週固定回門診注射。

針對高復發風險的患者，施以化療後，若未停經且還有生育打算可使用此藥直到準備懷孕前再停藥，等待經期恢復。鄭醫師提醒，在治療過程中，應先與主治醫師詳盡討論，若出現任何疾病或藥物問題，應立即諮詢專業醫師，且定期半年或一年至婦產科檢查。

＊本文原刊：https://reurl.cc/exNaY7，二〇二〇・五・二十五，《健康醫療網》（記者李依如報導）

乳癌腦轉移別放棄　標靶化療二合一 提升存活四到五年

乳癌腦轉移的患者治療選項相對有限，過去治療會以手術切除或放射線治療為主，然而術後恢復及電療所造成不可逆的副作用卻也讓病患身心俱疲。所幸根據研究，目前有標靶藥物、化學治療二合一的方式，作為腦轉移病患的治療新選擇，治療效果比單純使用化學治療好。

乳癌腦轉移症狀不明顯　發現多晚期

在乳癌的遠端轉移中，約有一成的病患是乳癌腦轉移患者，若是HER2陽性的病患，腦轉移的風險更高達三至四成。新光醫院一般外科及乳房中心主任鄭翠芬表示，與其他轉移部位相比，腦轉移的症狀較不明顯，導致往往就醫治療時，已經是晚期。

乳癌腦轉移　注意以下徵兆

鄭翠芬主任呼籲，由於症狀都較為細微，但仔細觀察，仍可透過下列症狀注意是否有腦轉移的情況，分別是單眼視力出現變化、變差或複視的狀況、走路不平衡或是經常頭痛同一個位置。臨床上曾有腦轉移的病友，是出現講話或咀嚼時反覆咬到同一側口腔內側和舌頭。

標靶藥物合併化療　乳癌腦轉移成效佳

腦轉移不易治療的因素有以下，包括因腫瘤的位置、腫瘤的數量造成無法手術完全切除。所幸目前HER2陽性患者有「小分子標靶藥物」合併化療的方式，可將無疾病惡化存活期提高接近兩倍。其中根據研究，以這樣的治療選項來治療腦轉移病患，約有五至六成病患都可看到腫瘤縮小的成效，生活品質明顯提升。

鄭翠芬主任指出，「過去往往認為腦轉移只能等安寧，但現在醫療日益進步，也曾出現穩定病情存活期四到五年以上的患者。」五年前，五十五歲的陳女士被診斷腦轉移，即是透過標靶藥物合併化療治療，目前仍可從事輕微的家務，而且可以自己回診追蹤。

*本文原刊：https://reurl.cc/QdvDzb，二〇一九．九．十八，《健康醫療網》（記者陳佳慧報導）

三十三歲乳癌肝轉移　CDK4/6助腫瘤縮減七成

三十三歲的女老師，三年前罹患初期乳癌時，因考慮到未來生育問題，醫師建議，使用停經針加上口服抗賀爾蒙治療，病情一直得以控制，但在術後第四年的年度追蹤檢查卻發現肝臟與深部淋巴結有癌細胞轉移的跡象，面對癌症復發，讓她十分焦慮。所幸使用新的標靶藥物CDK4/6抑制劑口服搭配停經針後，原本在肝臟的三顆腫瘤，縮減成一顆，經醫師評估適合以手術切除剩下這顆腫瘤。如今治療十一個多月，病況穩定。

年輕乳癌患者　保留卵巢功能是一大考量

收治該名患者的新光醫院一般外科及乳房中心主任鄭翠芬表示，三十到四十五歲的年輕患者在治療乳癌時常常必須考慮保留生育能力的問題——因此卵巢功能保留的是很重要的，醫師在提供治療選擇時，也會盡量避免化學治療或改以停經針搭配抗荷爾蒙治療。

CDK4/6抑制劑合併療法　降低死亡風險百分之三十

最新的美國臨床腫瘤協會會議中指出，相較於傳統停經針合併抗荷爾蒙藥物，使用CDK4/6抑制劑合併停經針、抗荷爾蒙藥物，可使無疾病惡化存活期延長到近兩年，並且在試驗中發現CDK4/6抑制劑可降低死亡風險達百分之三十。鄭翠芬主任解釋，因歐美以六十到七十歲停經後乳癌患者為多，過去CDK4/6抑制劑在停經前的效果未多加著墨研究，目前新的數據釋出，對於醫師用藥多了一個選擇，對停經前患者來說更是充滿希望的好消息。

乳癌轉移仍要治療 醫籲保持希望

鄭翠芬主任激勵病友，「轉移還是可以治療，務必抱持正向的希望」，目前CDK4/6抑制劑在臨床上可看到明顯的療效，提升生活品質讓患者有感。鄭翠芬主任也提醒，該藥物主要副作用是臨床上無症狀的嗜中性白血球低下，若是發生較低的白血球狀況，可調整劑量，由一天三顆降為一天兩顆，改善副作用問題。

＊本文原刊：https://reurl.cc/4R08ZR，二〇一九．九．十一，《健康醫療網》（記者陳佳慧報導）

晚期更年期前乳癌治療新契機！CDK4/6口服藥效果佳

四十三歲的王女士，三年前確診罹患乳癌，卻因擔心治療需切除乳房與害怕化療副作用，改以中藥治療，沒想到不但乳房症狀未改善，後期更出現了持續性乾咳、背部疼痛等症狀，是病情惡化的徵兆，才在家人的陪伴下到醫院求診。經過新光醫院一般外科及乳房中心主任鄭翠芬詳細檢查發現，王女士的癌細胞已轉移至淋巴、肺、肝及骨頭，因為知道她先前對治療的擔憂與恐懼，耐心地解說及信心喊話，建議使用抗賀爾蒙治療搭配CDK4/6抑制劑的搭配口服治療，服用到第四個月，不咳、背也不痛了，腫瘤指數回復正常，原本腫硬的乳房變得柔軟了許多，七公分的腫瘤也明顯縮小到四公分，這顯著的療效，不但改善了王女士的病況跟生活品質，讓她對於後續治療更有信心。

一成乳癌患者發現多晚期　醫：害怕治療

乳癌在我國發生率及死亡率居高不下，即便不斷宣導「早期發現、早期治療」，卻有近一成的乳癌患者，在初次就診時就被診斷為晚期，甚至出現遠端轉移的情況。鄭翠芬主任觀察，這樣的患者多是因害怕乳房被切除或是化療副作用而退縮害怕，選擇逃避正規治療。

鄭翠芬主任呼籲，現今乳癌治療的方式相當多元，醫師會依據患者的情況幫助患者找到最合適的治療方式，患者切勿自行放棄治療。

CDK4/6標靶藥物　乳癌患者新選擇

針對晚期轉移的患者，比起局部，全身性治療對於穩定病況更有幫助，像是CDK4/6標靶藥物即是針對荷爾蒙受體陽性、ＨＥＲ２陰性的全身性治療選擇，對比於過去單獨使用抗荷爾蒙藥物，合併CDK4/6抑制劑，病患的無疾病惡化存活期可延長接近一年，甚至今年期刊發表證實，用於停經前乳癌可降低近三成死亡風險。

鄭翠芬主任也提醒，雖然CDK4/6相較於化療副作用小很多，較常見的是嗜中性白血球低下，但臨床上無不適，故服藥中應定期回診監控副作用。

＊本文原刊：https://reurl.cc/kdzvR9，二〇一九．九．四，《健康醫療網》（記者陳佳慧報導）

釀生活27　PD0082

二奶的攻防

——妳問我答，戰勝乳癌

作　者	鄭翠芬、蘇怡羚、小珊
插　畫	奚婕寧、方意惟
責任編輯	鄭伊庭
圖文排版	周妤靜
封面設計	蔡瑋筠

出版策劃	釀出版
製作發行	秀威資訊科技股份有限公司 114 台北市內湖區瑞光路76巷65號1樓 電話：+886-2-2796-3638　傳真：+886-2-2796-1377 服務信箱：service@showwe.com.tw http://www.showwe.com.tw
郵政劃撥	19563868　戶名：秀威資訊科技股份有限公司
展售門市	國家書店【松江門市】 104 台北市中山區松江路209號1樓 電話：+886-2-2518-0207　傳真：+886-2-2518-0778
網路訂購	秀威網路書店：https://store.showwe.tw 國家網路書店：https://www.govbooks.com.tw
法律顧問	毛國樑　律師
總 經 銷	聯合發行股份有限公司 231新北市新店區寶橋路235巷6弄6號4F 電話：+886-2-2917-8022　傳真：+886-2-2915-6275

出版日期	2020年9月　BOD一版
定　價	280元

國家圖書館出版品預行編目

二奶的攻防：妳問我答,戰勝乳癌 / 鄭翠芬, 蘇怡羚,
小珊著. -- 一版. -- 臺北市：釀出版, 2020.09
面； 公分
BOD版
ISBN 978-986-445-410-5(平裝)

1.乳癌 2.問題集

416.2352 109010824

讀者回函卡

感謝您購買本書，為提升服務品質，請填妥以下資料，將讀者回函卡直接寄回或傳真本公司，收到您的寶貴意見後，我們會收藏記錄及檢討，謝謝！
如您需要了解本公司最新出版書目、購書優惠或企劃活動，歡迎您上網查詢或下載相關資料：http:// www.showwe.com.tw

您購買的書名：________________________________

出生日期：________年________月________日

學歷：□高中（含）以下　□大專　□研究所（含）以上

職業：□製造業　□金融業　□資訊業　□軍警　□傳播業　□自由業
　　　□服務業　□公務員　□教職　□學生　□家管　□其它____

購書地點：□網路書店　□實體書店　□書展　□郵購　□贈閱　□其他

您從何得知本書的消息？
　□網路書店　□實體書店　□網路搜尋　□電子報　□書訊　□雜誌
　□傳播媒體　□親友推薦　□網站推薦　□部落格　□其他________

您對本書的評價：（請填代號　1.非常滿意　2.滿意　3.尚可　4.再改進）
　封面設計____　版面編排____　內容____　文／譯筆____　價格____

讀完書後您覺得：
　□很有收穫　□有收穫　□收穫不多　□沒收穫

對我們的建議：________________________________

____

____

____

請貼
郵票

11466
台北市內湖區瑞光路 76 巷 65 號 1 樓
秀威資訊科技股份有限公司 收
BOD 數位出版事業部

(請沿線對折寄回，謝謝！)

姓　名：________________ 年齡：________ 性別：□女　□男

郵遞區號：□□□□□

地　址：________________________________

聯絡電話：(日)________________ (夜)________________

E-mail：________________________________